SOCIÉTÉ INDUSTRIELLE DU NORD DE LA FRANCE.

LA DIPHTÉRIE

ET

SON TRAITEMENT PAR LA SÉRUMTHÉRAPIE

Par M. le Docteur LEMIÈRE.

LILLE

IMPRIMERIE L. DANEL

1895.

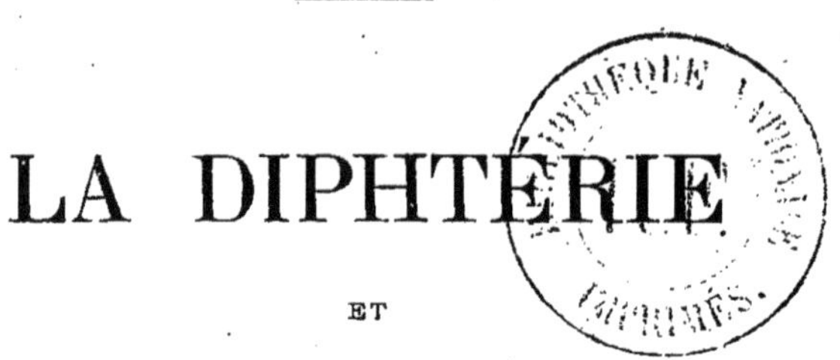

LA DIPHTÉRIE

ET

SON TRAITEMENT PAR LA SÉRUMTHÉRAPIE

MESDAMES, MESSIEURS,

Il y a quelques mois à peine, comme M. le Président vient de vous le rappeler, dans cette même salle, une assistance, plus nombreuse encore que celle qui s'y presse aujourd'hui, était venue rendre un éclatant hommage à la science française. Tout ce que la ville de Lille, tout ce que la région du Nord comptent d'hommes éminents dans les arts, dans les lettres et dans les sciences, s'était donné rendez-vous ici pour acclamer un vieillard, parce que ce vieillard est, à l'heure actuelle, la plus haute personnification de la science française dans ce qu'elle a de vraiment grand, de vraiment noble, de vraiment généreux. Vous aviez tous tenus à honneur de venir vous associer à ces ovations enthousiastes qui s'adressaient à un homme qui, parvenu à un âge avancé, après une existence aussi bien remplie, aurait incontestablement le droit et le devoir de se reposer. Mais il est toujours sur la brèche, et, si ses forces ont trahi sa volonté, s'il ne peut plus comme autrefois défendre par sa parole et par ses travaux les idées qu'il a émises le premier, s'il ne peut plus faire progresser les découvertes qu'il a faites, il veut encore, par l'autorité de sa présence , encourager ceux qui sont à la fois ses élèves, ses collaborateurs et ses amis. Il veut couvrir de son nom universellement respecté, les noms déjà célèbres de la plupart de ses élèves et c'est le disciple de prédilection, le docteur Roux, qu'il est venu vous présenter à Lille.

Vous avez acclamé Pasteur et vous avez applaudi le docteur Roux, quand il vous faisait connaître ce qu'il appelait avec une modestie, que nous aurions le droit nous de trouver exagérée, l'œuvre de Pasteur. En terminant, il parlait pour la première fois en public d'une série de recherches entreprises dans son laboratoire depuis plusieurs années, et il vous laissait entrevoir l'espoir que, peut-être, il avait trouvé un remède efficace à opposer à la diphtérie et à sa manifestation la plus terrible, le croup.

Vos applaudissements ont redoublé alors et vous toutes, Mesdames, vous avez tressailli, votre cœur de mère s'est ému et un cri, le même pour toutes, s'est échappé de vos lèvres : si c'était vrai.

Le Dr Roux est un savant trop consciencieux pour avancer quelque chose dont il ne soit pas absolument certain, et il n'a pas voulu, Mesdames, vous donner une espérance fantaisiste et chimérique pour vous faire retomber bientôt plus avant dans les horreurs de la réalité.

L'espérance qu'il faisait entrevoir à vos yeux de mères éplorées, elle est devenue en grande partie une réalité, et c'est l'œuvre de Roux que je viens ce soir exposer devant vous.

La Société industrielle du Nord de la France ne pouvait pas se désintéresser d'une question aussi importante. C'est dans les centres industriels, dans les points où la population est la plus dense, que les maladies épidémiques se propagent le plus facilement. La Société industrielle a voulu nous montrer qu'à ce mal il y avait souvent un remède. Son aimable et sympathique président a voulu que ce fût dans la salle même ou le Dr Roux avait pour la première fois laissé échapper un mot de sa découverte, que cette découverte fut exposée en détails pour la première fois à Lille. Je l'en remercie vivement et je m'efforcerai de répondre à cette mission de confiance en faisant tous mes efforts pour ne pas rester trop au-dessous de ma tâche de conférencier.

Vous avez tous entendu parler du traitement de la diphtérie par la sérumthérapie, méthode nouvelle, exposée en détails pour la première fois par le Dr Roux au Congrès d'Hygiène de Budapest, au mois de septembre dernier. Là, devant une réunion de médecins de tous les pays d'Europe, il exposa la nouvelle méthode, et de ses recherches, faites en collaboration avec ses élèves Martin et Chaillou, on pouvait conclure déjà qu'elle donnait des résultats inespérés. Si quelques-uns restèrent sceptiques au premier abord, la grande majorité ne ménagea pas ses applaudissements.

Les journaux de toute sorte nous apportèrent bientôt les détails de cette découverte, et je n'ai pas besoin de vous dire que tout aussitôt, grande fut l'émotion dans le public médical et surtout dans les familles.

A l'annonce de cette nouvelle toutes les mères de famille tressaillirent, car la diphtérie, le croup c'est toujours ce noir fantôme, ce monstre hideux, qui hante jour et nuit le cerveau des mères.

Nous connaissons bien cela nous médecins ; quand un de ces pauvres enfants est pris subitement d'une toux rauque, quand il se plaint de la gorge, vite on court chercher le docteur, et la mère sent son cœur s'arrêter, elle attend avec une impatience fébrile l'arrêt de vie ou de mort qui va sortir de la bouche du médecin. Toujours nous entendons cette éternelle question : docteur, ce n'est pas le croup, n'est-ce pas ? Sans doute, bien souvent le docteur peut calmer ses alarmes, il peut répondre négativement, mais trop souvent encore le médecin ne peut que hocher la tête, et son silence plus terrible que tout ce qu'il pourrait dire, c'est l'arrêt de mort sans phrases qui tombe sur la tête de cet enfant et vient frapper au cœur la pauvre mère.

Il existe bien des maladies contagieuses, beaucoup d'enfants succombent à d'autres affections, car le croup est encore une maladie relativement rare, mais aucune n'est redoutée par la mère de famille comme le croup. C'est qu'il pardonne rarement, c'est qu'il frappe le bébé en pleine santé, c'est qu'il tue impitoyablement et qu'il donne à cet enfant une épouvantable agonie. Mesdames, si tout cela pouvait ne plus exister, si le croup n'était plus qu'un mauvais souvenir du passé, qu'un horrible cauchemar oublié au réveil, quelle ne serait pas votre joie et avec quelle anxiété en moins vous embrasseriez ces enfants frais et roses, qui sont tout votre espoir et tout le bonheur de votre foyer.

Trop nombreux sont en France et surtout dans notre région du Nord, les cas de diphtérie ; tous les enfants qui en sont atteints ne meurent pas, sans doute, mais néanmoins ils payent à la mort un terrible tribut.

Le médecin trop souvent était désarmé, il assistait impuissant à ce douloureux martyre, il jouait en désespéré une partie qu'il était presque certain de perdre, car 50 pour $^o/_o$ des enfants atteints de diphtérie mouraient, 1 sur 2 étaient emportés par le fléau ; quant à ceux qui avaient le croup, ils mouraient à peu près dans la proportion de 75 $^o/_o$, soit 3 sur 4.

Aussi, ne devez-vous pas être étonnés de ce qu'à l'annonce que le traitement efficace de la diphtérie était trouvé, des médecins du monde entier soient accourus en grand nombre à Paris. Nous les y avons vus suivant avec attention les expériences de M. Roux et de ses collaborateurs, et nous pouvons dire que maintenant la lumière est faite, la vérité éclate, et il est temps de faire connaître à tous cette méthode.

A l'heure actuelle, toutes les mères ont les yeux fixés sur Paris, elles se demandent avec anxiété ce qui se passe dans ces laboratoires silencieux d'ordinaire et aujourd'hui envahis par la foule. On y entend jusqu'au hennissement des chevaux, les laboratoires sont devenus des écuries et quand on voit M. Louis Martin, on peut parfois se demander si l'on a affaire au savant docteur ou au palefrenier. Chacun se demande quels sont les résultats obtenus derrière lès murs de ces hôpitaux où le traitement est appliqué. Cependant chacun sait, à Paris, que les décès sont moins nombreux dans ces pavillons redoutés comme la demeure des pestiférés.

La Faculté libre de médecine m'ayant chargé avec mon excellent confrère et ami le Dr Didier, d'une mission spéciale dans le but d'étudier la méthode et les résultats qu'elle donne, je suis resté près de trois semaines à Paris, suivant consciencieusement les expériences de laboratoire à l'Institut Pasteur et les études cliniques dans les hôpitaux. Nous avons cherché à tout voir, à tout contrôler par nous-mêmes, et je dois dire que les portes nous ont été grandes ouvertes, que tous les renseignements nous ont été fournis avec la plus grande obligeance. C'est la conviction que nous nous sommes ainsi faite que je viens essayer de vous faire partager ce soir, en m'efforçant de vous mettre au courant de la méthode, même dans ses plus petits détails.

Permettez-moi d'abord d'entrer dans quelques considérations préliminaires sur l'œuvre Pastorienne, ou comme on dit encore, sur la doctrine microbienne ; sans cela, il serait impossible de comprendre ce qui a trait à la diphtérie elle-même. Je m'efforcerai d'être aussi bref que possible tout en restant clair.

Je vous demande pardon, Mesdames, à l'avance, si je suis obligé d'entrer dans quelques considérations scientifiques qui ne sont pas très attrayantes, si je suis obligé de prononcer des mots baroques qui vous écorcheront peut-être les oreilles. Ce ne sera certes pas amusant, ce sera tout au plus intéressant et instructif. Je suis sûr d'ailleurs, d'obtenir mon pardon en vertu du but que je poursuis, et qui est de vous montrer que l'on peut guérir le croup. Une mère pardonne tout à celui qui lui promet qu'on peut guérir son enfant alors qu'elle le croit condamné à mort.

De tout temps, depuis Hippocrate lui-même, celui que nous appelons un peu familièrement dans l'intimité le père de la Médecine, on connaissait les maladies épidémiques, contagieuses, transmissibles, les maladies qui se gagnent comme on dit vulgairement.

Mais comment se transmettaient ces maladies d'un individu à un autre, comment se propageaient au loin les épidémies, tel était le terrible point d'interrogation auquel nul ne pouvait répondre ; et si quelqu'un essayait de répondre, on trouvait la réponse si peu claire, si peu précise, que l'on se sentait dans un état de perplexité un peu plus grand qu'avant de la connaître.

Cette question cependant, vous le comprenez facilement, était d'une importance capitale. Car, comment combattre une maladie, comment s'opposer aux progrès d'une épidémie, si on ne connaît pas la cause de cette maladie, si on ne sait pas comment cette épidémie se propage ?

C'est Pasteur qui nous démontra le premier, avec toute la rigueur scientifique, que les maladies contagieuses étaient dues à des êtres infiniments petits, à des êtres microscopiques vivants, ce que nous appelons aujourd'hui les microbes ou bactéries. C'est en partant de ses recherches sur les fermentations, de ses études sur les levures, qu'il arriva à nous donner la solution de ce problème gigantesque qui avait passionné tous les médecins depuis l'origine du monde.

Il découvrit les principes de la bactériologie et il fit l'étude complète et détaillée des microbes qui causent quelques maladies : la suppuration, le charbon, le typhus des membres, le choléra des poules. Après 25 ans de recherches et de progrès, la bactériologie, marchant à pas de géant, s'est transformée ; cependant, ces études de Pasteur restent encore à l'heure actuelle des modèles du genre. Si depuis lors, des savants de tous les pays ont découvert et décrit les organismes microscopiques qui causent la plupart des maladies, tous ces savants ne sont arrivés à ce résultat qu'en marchant à la suite de Pasteur, qu'en suivant, pas à pas et le plus exactement possible, la voie tracée par lui. Cette découverte de l'origine des maladies contagieuses est donc bien sienne et nul, dans aucun pays, n'a jamais cherché à la lui contester. Sans l'influence géniale de ce grand Français, il est probable que rien de tout cela n'eût été trouvé de longtemps. Grande est donc déjà de ce chef la gloire de Pasteur ; ce n'est cependant là, comme je vous le ferai voir dans un instant, que le plus faible de ses titres à la reconnaissance de l'humanité.

Toutes les maladies épidémiques sont donc dues à des microbes, telle est la découverte de Pasteur, telle est l'opinion actuellement admise par tous les médecins. Mais qu'est-ce donc qu'un microbe? C'est ce que je vais essayer de vous faire comprendre en quelques mots.

Les microbes sont des êtres vivants, infiniment petits, ce sont les végétaux les plus petits que l'on connaisse, ce sont des champignons microscopiques, ou pour parler plus scientifiquement, ce sont des êtres vivants placés à la limite des algues et des champignons dans une classe que les botanistes ont appelé les bactériacées. Ce sont, en un mot, des plantes microscopiques, des êtres vivants monocellulaires.

Un être vivant, un animal par exemple, se compose d'une série d'organes, ces organes se décomposent en cellules, ces cellules sont les parties constituantes les plus simples que nous découvrions dans un animal. Eh bien ! le corps des microbes se compose uniquement d'une seule cellule.

Les microbes vivent parce qu'ils se meuvent, se nourrissent, respirent et se reproduisent comme tous les êtres vivants. Il se reproduisent ou se multiplient en général par division directe, c'est-à-dire que le corps d'un microbe se rétrécit en un point, puis se sépare simplement en deux parties, qui deviennent deux êtres semblables au premier. Cette multiplication a lieu avec une rapidité étonnante ; ainsi un seul microbe peut produire en trois jours 4772 billions de descendants semblables à lui.

Ces êtres vivants sont des pygmées et il faut les microscopes les plus précis et les plus délicats pour arriver à les étudier.

Ils sont de formes variées : parfois arrondis en formes de sphères, ce sont les sphérobactéries ou micrococques, parfois plus ou moins allongés en bâtonnets, ce sont les bacilles ; d'autres sont légèrement recourbés en virgule ou en accent circonflexe, ce sont les vibrions ; d'autres encore sont recourbés sur eux-mêmes en tire-bouchon, ce sont les spirilles.

Ces différents détails sont faciles à saisir sur ces trois photographies un peu schématiques que je vais vous faire projeter sur l'écran.

Vous pouvez encore remarquer sur ces figures que les microbes de ces différentes classes affectent des modes de groupements variés. Les uns isolés vivent en solitaires, mais souvent les microbes aiment la compagnie et il n'est pas rare de les rencontrer deux à deux, assez intimement unis l'un à l'autre, comme deux amis qui se proméneraient en se donnant le bras, ce sont ces formes que nous appelons les diplococques ou diplobacilles. Souvent encore cette réunion par deux ne leur suffit pas, ils préfèrent le tumulte des groupes nombreux et ils s'associent en amas plus ou moins irréguliers, nous les baptisons alors du nom barbare de staphylococques. Enfin, il en est beaucoup qui affectionnent un mode de groupement cher à nos étudiants, ils se mettent en monôme, ils vont à la file indienne les uns à la suite des autres pour former des chaînettes et méritent ainsi le nom harmonieux de streptococques.

Vous pouvez voir aussi que quelques-uns de ces bâtonnets portent à leurs extrémités de petits prolongements très délicats rappelant un peu la mèche du fouet, ce qui leur a valu le nom de flagellum. C'est en agitant rapidement cet appendice que les microbes réussissent à progresser dans les liquides, à se mouvoir ; c'est grâce à ces flagella que les microbes sont mobiles.

La plupart de ces êtres ont moins de 1 millième de millimètre de longueur, c'est-à-dire qu'il faudrait une chaînette d'au moins mille de ces petits organismes pour qu'elle occupe l'étendue de 1 millimètre. Quelques-uns, comme le bacille de la diphtérie, atteignent la longueur de 3 à 4 millièmes de millimètre ; les géants parmi ces microbes n'ont guère que 5 à 10 centièmes de millimètres et encore les microbes de cette taille sont très rares.

On comprend donc que des êtres aussi petits soient difficiles à étudier et il serait impossible de les apercevoir le plus souvent sars user d'artifices. Ces artifices sont la coloration et la culture en milieu artificiel.

On réussit en étendant la matière qui contient les microbes sur une lamelle de verre très mince, en laissant sécher et en traitant ensuite cette lamelle par certaines couleurs d'aniline à colorer les microbes, et rien qu'eux, en rouge, en violet, en bleu ; on comprend donc qu'il est plus facile de les voir à l'examen microscopique que lorsqu'ils sont incolores.

Mais ce procédé ne suffit pas encore quand les microbes sont peu nombreux ; ils sont si petits, que même colorés, ils passent inaperçus. C'est grâce à une découverte de Pasteur que nous pouvons dans ce cas décéler la présence des microbes. Pasteur, en effet, a démontré le premier que les microbes, comme toutes les plantes, peuvent se cultiver, il suffit pour obtenir une culture de les semer sur un terrain particulier. De même que les champignons semés en couche dans du fumier donnent des cultures, de même les microbes semés dans du bouillon en tube donnent des cultures.

Il faut pour cela préparer ce terrain propice et se mettre à l'abri de toute cause d'erreur.

Les terrains sur lesquels on sème le plus souvent les microbes sont des bouillons de viande liquides ou rendus solides, transformés en gelées par l'addition de gélatine ou d'agar-agar. Ces milieux sont contenus dans des ballons le plus souvent pour les bouillons, et dans des tubes pour les gelées.

Ces ballons ou ces tubes sont bouchés avec un tampon de ouate, car Pasteur a encore démontré que l'air qui filtre à travers la ouate est débarrassé de tout microbe.

Voilà donc sur cette table des ballons qui contiennent du bouil'on, des tubes qui contiennent des gelées, mais ils contiennent aussi des microbes, car il y en a partout : dans l'air, dans l'eau, sur les parois même des vases. Il y a donc des microbes dans ces récipients, et si nous entreprenions ainsi une culture, nous ne pourrions pas distinguer si la culture est due aux microbes que nous avons semés ou simplement à ceux qui s'y trouvaient accidentellement avant l'ensemencement.

Ces vases étant bouchés à l'ouate, il ne peut plus s'introduire de nouveaux microbes à l'intérieur, nous devons donc simplement détruire ceux qui s'y trouvent déjà ; or les microbes ne résistent pas à la chaleur, tous sont tués par un séjour un peu prolongé à 120°. Nous portons donc nos ballons ou nos tubes dans un appareil spécial que nous appelons un autoclave ; c'est une simple marmite de Papin, marmite en cuivre épais, comme vous le voyez sur cette projection, dont le couvercle est fermé hermétiquement par des vis de pression et qui contient un peu d'eau.

Nous y plaçons nos vases et nous chauffons. Grâce à la compression, l'ébullition est retardée et nous atteignons facilement 120° ; nous maintenons cette température pendant 20 minutes, nous laissons refroidir et nous retirons nos bouillons.

Ils sont stériles et nous pouvons les conserver ainsi indéfiniment sans qu'ils s'altèrent, car ils ne contiennent plus aucun microbe vivant. Ce sont ces milieux ainsi stérilisés que l'on ensemence pour faire des cultures.

Pour ensemencer un de ces milieux, on prend un fil de platine fixé au bout d'une baguette de verre, on le fait rougir dans la flamme d'une lampe à alcool ou d'un bec de gaz, pour tuer tous les microbes qui se trouvent à la surface, on le laisse refroidir rapidement et on le plonge dans la matière suspecte de façon à en prendre une trace infinitésimale à peine visible à l'œil nu. Ce fil de platine ainsi monté sur un tube de verre c'est la houe, c'est le râteau, si vous voulez suivre notre comparaison, avec lequel nous ensemençons notre terrain de culture. On ouvre alors rapidement le tube en le tenant incliné obliquement de façon à ce que l'ouverture ne regarde pas directement en haut. Car les microbes contenus dans l'air ont, comme tous les corps solides, une tendance à tomber verticalement grâce à la pesanteur ; si le tube était directement ouvert en haut, les microbes tomberaient dans le tube, au contraire, si on le tient comme je fais en ce moment, les microbes ne peuvent tomber que sur la paroi externe du tube. Le tube étant ainsi ouvert, on promène le fil de platine rapidement à la surface du terrain à ensemencer, comme vous le montre cette photographie projetée sur l'écran, on retire le fil de platine, on rebouche le tube avec l'ouate, et l'ensemencement est fait. Ceci s'appelle l'ensemencement en raie. Parfois, au contraire, le fil de platine chargé de la semence est enfoncé directement dans la gelée comme on enfonce une aiguille dans une pelotte et alors on dit que l'on fait un ensemencement par piqûre.

On peut, dans la majorité des cas, obtenir une culture en laissant le tube ainsi ensemencé à la température ordinaire de nos appartements, mais souvent ces conditions sont défavorables, la culture ainsi obtenue est lente à apparaître, parfois même le milieu reste stérile, la semence ne se trouvant pas dans de bonnes conditions pour un développement normal.

C'est que, comme je vous l'ai déjà dit, les microbes sont des êtres fantasques qui savent très bien manifester leurs goûts et leurs préférences. Ainsi les uns aiment le bouillon salé, les autres, au contraire, préfèrent le sucre ; quelques-uns ne se nourrissent que de bouillon de poulet ou de veau, ce sont les estomacs délicats, d'autres préfèrent les aliments plus forts, comme le bouillon de bœuf ou de cheval. Mais ce que presque tous aiment beaucoup c'est une douce chaleur, les microbes sont frileux de leur nature ; la température du corps humain qui oscille entre 37 et 38 degrés leur plaît tout particulièrement. Aussi, pour obtenir des cultures, on place généralement les tubes ensemencés dans un appareil particulier que nous appelons une étuve à incubation, dans laquelle on arrive, au moyen d'un dispositif spécial, à entretenir une température constante, qui est toujours voisine de 37 degrés. Ce n'est là après tout, comme vous pouvez vous en rendre compte sur cette figure, qui vous représente l'étuve avec régulateur du Dʳ Roux, qu'une couveuse artificielle un peu perfectionnée. C'est une armoire en bois dans laquelle passent des tubes de cuivre, où circule de l'air chauffé par une rampe à gaz. Vous voyez aussi sur la paroi interne de cette étuve une pièce métallique en forme de diapason, c'est le régulateur. Par suite de sa construction spéciale, quand l'étuve se refroidit, les deux branches s'écartent et l'une d'elles va pousser un petit piston qui ouvre davantage le robinet d'arrivée du gaz. Si l'étuve au contraire est trop chaude, les deux branches se rapprochent et le robinet d'arrivée du gaz n'étant plus poussé par le piston, se ferme grâce à un petit ressort. L'étuve arrive ainsi à élever ou à baisser elle-même la flamme des brûleurs suivant que la chaleur fait défaut ou est au contraire en excès.

Quand les tubes ensemencés ont été ainsi placés à une température convenable, dès le lendemain, parfois cependant après un temps un peu plus long, on voit apparaître à la surface du milieu, sur le terrain d'ensemencement si vous voulez, des îlots de volume, d'aspect et de couleur variables, ce sont les cultures. Ces petits gazons sont formés par des myriades de microbes tassés les uns contre les autres, c'est ce que nous appelons des colonies microbiennes.

Les caractères seuls de ces colonies, leur aspect, leur couleur, leur épaisseur, leur forme, le temps qu'elles mettent à apparaître, à grandir, à changer d'aspect, les changements qu'elles apportent dans le terrain où elles poussent, tout cela nous suffit souvent pour reconnaître à quel microbe nous avons affaire. De même qu'un cultivateur reconnaît facilement les différentes espèces de plantes dès qu'elles sortent de terre et qu'elles ne sont que très peu différenciées pour un profane, de même nous reconnaissons assez facilement les cultures microbiennes, alors que celui qui n'a pas l'habitude de les étudier trouve qu'à première vue elles diffèrent parfois très peu les unes des autres. Vous pouvez cependant remarquer sur ces figures que les cultures de beaucoup de microbes ne sont pas difficiles à reconnaître les unes des autres, ou au moins vous pouvez vous convaincre qu'il est impossible de ne pas voir rapidement que ces cultures ont des caractères distinctifs très tranchés. Vous pouvez remarquer aussi que la culture de certains microbes est ici figurée sous deux aspects différents qui n'ont aucune ressemblance entre eux. Ceci tient à ce que ces cultures ont des âges différents, l'une est jeune, récente, l'autre âgée, ancienne, et alors ces cultures ont un aspect différent comme le blé qui sort de terre ne ressemble en rien au blé qui commence à porter des épis. Voici d'abord une culture d'un microbe qui cause certaines maladies de l'appareil respiratoire, en particulier les broncho-pneumonies, cette culture ensemencée par piqûre a une forme très caractéristique. Elle a l'aspect d'une tige mince enfoncée dans la gelée et surmontée à la surface d'une petite cupule saillante hémisphérique, en un mot, elle a la forme d'un clou ; aussi nous appelons cela la culture en clou et c'est une forme qui caractérise le pneumo-bacille de Friedlander. Voici, au contraire, d'autres cultures par piqûre d'aspect tout différent, la ligne mince qui se forme au niveau de la piqûre est entourée de véritables arborescences, de traînées sinueuses, divergentes, qui vont du centre vers la périphérie du tube, c'est la culture caractéristique du bacille du charbon. Certains microbes amènent une liquéfaction de la gélatine dans laquelle on les ensemence par piqûre ; cette liquéfaction est plus ou moins rapide, plus ou moins étendue, enfin, en un mot, la partie liquéfiée a une étendue et une forme variable, comme vous le voyez ici, pour ce microbe qui ressemble beaucoup au microbe du choléra, le spirille de Finkler et Prior et pour cet autre microbe, qui est très répandu dans la nature, et que nous appelons le bactérium termo. Voici enfin pour terminer, une culture ensemencée en raie, elle se développe sous forme de petites masses blanchâtres, écailleuses, recouvrant uniquement une partie de la surface du terrain, c'est la culture caractéristique d'un microbe malheureusement trop répandu et qui s'implante trop souvent chez l'homme, c'est la culture du bacille de la tuberculose.

Je vous ai dit aussi que la culture pouvait avoir une couleur variable, je n'insiste pas sur ce point ; mais les microbes peuvent donner naissance à des colonies de toute couleur ; blanches, grises, jaunes, rouges, vertes, bleues, noires.

Vous voyez donc que les microbes donnent naissance à des cultures suffisamment différenciées pour que nous puissions souvent les reconnaître. Quand il reste un doute sur la nature de la culture, nous en prenons un parcelle et nous l'examinons au microscope. Les caractères du microbe lui-même, joints aux caractères de sa culture, nous permettent alors de nous prononcer facilement.

C'est en suivant cette méthode que l'on est parvenu à distinguer un microbe spécial pour chaque maladie contagieuse de nature différente. Pasteur a décrit les premières espèces, et les auteurs qui l'ont suivi, mettant à profit ses découvertes et sa méthode, ont trouvé et décrit les autres.

Ces microbes sont de forme différente, comme vous pouvez le voir sur les dessins que je fais projeter sur l'écran. Voici d'abord une levure, c'est la levure de bière sur laquelle Pasteur a fait ses recherches préliminaires. Voici maintenant un microbe arrondi, un peu spécial, il affecte le mode de groupement en diplococque; mais surtout autour de chaque organisme, il existe une petite atmosphère plus ou moins cohérente, qui environne le microbe et que nous appelons une capsule, ce microbe est celui qui cause la fluxion de poitrine, c'est le diplococque de la pneumonie. La figure suivante vous représente des bâtonnets droits et allongés quand on les trouve dans le sang, filamenteux et enchevêtrés dans les cultures, c'est le bacille du charbon. En voici un autre qui est également allongé et rigide mais qui ne prend pas l'aspect filamenteux, c'est le bacille de la tuberculose. Le suivant est recourbé, souvent simplement en virgule ou en accent circonflexe, parfois il décrit plusieurs ondulations, c'est le bacille du choléra. Enfin, en voici un dernier qui a une forme plus bizarre, c'est un bâtonnet rigide, assez mince, terminé à une extrémité par un renflement arrondi, c'est le bacille en épingle, en baguette de tambour. Ce terrible bacille découvert par Nicolaïer, donne naissance à une maladie que vous connaissez tous comme une des plus terribles, au tétanos.

Mais il est temps que nous revenions à la diphtérie. Il y a bien longtemps que l'on savait que cette terrible maladie était contagieuse. Il ne fallait pas être médecin pour découvrir un fait qui crève les yeux et vous toutes, Mesdames, vous connaissez cela aussi bien que nous, vous savez que le croup se gagne avec une grande facilité, et vous avez raison avec votre égoïsme de mères, de fuir la maison où il y a un croup, comme la maison d'un pestiféré.

Ce n'est certes pas pour vous que vous redoutez la terrible contagion, ce n'est pas pour vous défendre que vous fuyez ainsi devant le fléau, car la femme française, la mère de famille surtout, n'a jamais eu peur pour elle-même. Si un des siens vient à être frappé, si un de ses enfants est atteint par la terrible maladie, elle le soigne avec un dévouement dont un cœur de femme a seul le secret et que nous médecins, malgré l'endurcissement que donne l'habitude, nous admirons toujours. Elle l'embrasse d'autant plus fort cet enfant qu'elle le sent plus en danger, elle le serre d'autant plus étroitement contre son cœur qu'elle comprend mieux que la mort veut le lui arracher. Quand alors, refoulant notre émotion pour laisser parler la science, nous nous hasardons à lui dire : Prenez garde, Madame, cela se gagne ; la réponse est toujours la même : Que m'importe la contagion, la maladie et la mort, si je puis sauver ou même soulager mon enfant. Mais si toutes les mères fuyent d'instinct la maison que le croup a marqué d'un signe maudit, c'est qu'elles savent qu'elles emportent avec elles de cette maison le germe de cette affection et le reportent ensuite à leurs enfants.

Aussi, dès que la doctrine microbienne, basée sur les recherches de Pasteur, se fut implantée dans la médecine, on rechercha aussitôt le microbe du croup.

Ce sont deux allemands, Klebs et surtout Lœffler, qui découvrirent et isolèrent en culture le microbe de la diphtérie. Cette figure vous représente ce microbe vu au microscope. C'est un bacille, c'est-à-dire un petit bâtonnet très court ; parfois il est isolé, mais plus souvent il forme des amas, et dans chacun de ces groupes, les microbes ont une tendance à se placer les uns à côté des autres, de façon à ce que leur grand axe soit parallèle. Il est extrêmement virulent, c'est-à-dire très actif, très nocif, du moins dans certains cas. Quand un enfant est atteint d'un croup grave, il suffit de toucher le fond de sa gorge avec un fil de platine flambé comme je vous l'ai montré, de plonger ensuite le fil de platine dans un flacon de bouillon stérilisé, de mettre ce bouillon 24 heures à l'étuve à 37°, et alors la culture sera assez active pour que l'injection de 1 centimètre cube sous la peau d'un cochon d'Inde amène la mort en 24 heures.

Mais il ne suffit pas de dire que ce bacille est le microbe de la diphtérie, il faut le démontrer. Cela est facile : ce microbe existe toujours dans la gorge des enfants qui ont la diphtérie et quand on l'injecte à l'état de pureté chez les animaux, on reproduit chez eux la même maladie avec production de fausses membranes et même avec les paralysies consécutives que l'on observe parfois chez les enfants. C'est Roux et Yersin qui ont démontré cela ; et si le microbe du croup fut d'abord découvert en Allemagne, c'est en France, c'est Roux le premier, qui démontra d'une façon irréfutable que ce microbe peut bien à lui seul causer toute la maladie.

C'est donc bien ce bacille qui est la cause du croup, bacille que l'on appelle le plus souvent bacille de Lœffler, du nom de celui qui l'a décrit le premier.

Mais comment ce microbe parvient-il à occasionner une maladie aussi grave? Ces bâtonnets si fins présents dans la gorge, comment peuvent-ils amener une maladie aussi terrible?

C'est que, comme je vous l'ai dit, ces microbes sont vivants, ils se multiplient donc avec une grande rapidité et bientôt il y en a en quantité absolument innombrable. De plus, comme tous les êtres vivants, ces microbes se nourrissent, et par suite s'ils absorbent certaines substances, ils produisent à leur tour des substances nouvelles, ils donnent naissance à des produits de sécrétions.

C'est précisément par ces produits de sécrétions que les microbes agissent ; ces produits que l'on appelle des toxines, causent un véritable empoisonnement de tout notre organisme. C'est encore Roux qui a découvert la toxine produite par le bacille diphtéritique et qui, avec son collaborateur Yersin, celui-là même qui vient de découvrir le microbe de la peste, a étudié en détail l'action de cette toxine. Ce sont ces recherches préliminaires, d'ailleurs, qui ont amené Roux à faire sa découverte de la sérumthérapie ; c'est ainsi que toujours en médecine, comme dans toutes les sciences expérimentales,

les progrès se font petit à petit, chaque découverte nouvelle s'appuyant sur la découverte précédente.

Ces microbes produisent encore leur toxine quand on les cultive dans du bouillon, et cette toxine est très active. Si on prend une culture un peu âgée, si on la débarrasse par la filtration de tous les microbes, on obtient un liquide stérile, pur de tout germe, mais contenant encore en solution la toxine ; un $1/10^{me}$ de centimètre cube de ce liquide suffit pour tuer un cobaye en 48 heures.

Il convient maintenant avant de vous exposer les nouvelles recherches du Dr Roux, de vous dire brièvement ce que c'est que l'immunité et de donner en quelques mots l'historique des recherches faites avant lui dans le domaine de la sérumthérapie. Je vous ai dit que si l'on injecte à un cobaye 1 centimètre cube d'une culture de 24 heures du bacille de la diphtérie, ce cobaye prend la maladie et sucombe en 24 à 48 heures. Cette culture contient des microbes vivants, mais elle n'est pas toxique, c'est-à-dire que les microbes n'ont pas encore eu le temps de produire leur toxine dans ce bouillon. Le cobaye prend la maladie parce que ses tissus offrent un milieu favorable au microbe, il se développe, il se multiplie dans le corps de ce cobaye et, par suite, il y fabrique sa toxine et il arrive ainsi à l'empoisonner, à le tuer. Ce cobaye est donc un bon milieu de culture pour le bacille de la diphtérie, il est, comme nous disons, doué de réceptivité. Inoculons la même culture à un autre animal ; si nous faisons un choix judicieux, nous en trouverons qui résisteront, qui ne seront pas malades. Un animal résiste parce que ses tissus ne permettent pas le développement du bacille ; il est, comme nous disons, doué d'immunité naturelle ou réfractaire.

Cette immunité est due à des causes très multiples, mais elle réside surtout, comme vous le disait, il y a quelques mois, le Dr Roux lui-même, dans une propriété particulière de certaines cellules que l'on rencontre à l'état normal chez tous les animaux. Ces cellules réussissent à attirer les microbes vers elles, puis elles les saisissent et à l'aide de mouvements particuliers, elles les font pénétrer dans leur intérieur, elles

2

les avalent pour ainsi dire. Le microbe ainsi introduit dans la cellule fait des efforts pour la tuer par sa toxine, mais la cellule résiste, elle sécrète elle aussi des substances particulières, et si ces substances sont assez actives pour contrebalancer l'influence du microbe, pour surpasser l'action microbienne, elle finit par tuer le microbe, puis elle détruit le cadavre, elle le digère pour ainsi dire. Ces cellules, découvertes par un des collaborateurs de M. Pasteur, par M. Metschnikoff, ont été appelées par lui des phagocytes, c'est-à-dire des cellules qui mangent les microbes. Tout animal possède heureusement de ces cellules, ce sont surtout les globules blancs du sang, les cellules lymphatiques et les cellules qui tapissent la face interne de nos vaisseaux sanguins. L'immunité dépend donc en grande partie de la quantité de ces cellules que possède un animal et surtout de leur activité vis-à-vis de tel ou tel microbe.

Voici deux tableaux qui vous représentent des cellules prises en flagrant délit de phagocytose. Vous voyez d'abord le microbe à demi avalé par la cellule, puis à côté le bacille est complètement enfermé dans sa prison cellulaire.

Les microbes sont des malfaiteurs : comme les voleurs de grands chemins ils s'introduisent chez nous de force, mais de même que les voleurs rencontrent parfois des agents de police qui leur mettent la main au collet et les enferment dans les prisons, de même les microbes rencontrent des cellules qui font la police de notre organisme, qui arrêtent les microbes, les enferment et parfois les condamnent à mort. Mais de même que la sécurité d'une ville dépend du nombre de ses agents de police et surtout de leur sagacité, de même l'immunité dépend du nombre des cellules qui font la police de l'organisme et de leur habileté.

Mais pour les animaux ou les individus qui ne sont pas doués d'immunité naturelle, c'est-à-dire pour ceux qui peuvent contracter une maladie infectieuse, on a remarqué depuis longtemps qu'une première attaque, même bénigne, de la maladie, les mettait ensuite, pendant plus ou moins longtemps, à l'abri de la contagion.

Ainsi, un individu qui a eu une variole même d'une très faible gravité, est à l'abri par la suite, en règle générale, de cette terrible maladie.

Pasteur fut frappé de cette remarque et bientôt dans son esprit se fit le raisonnement suivant : puisque nous connaissons la cause de la maladie, le microbe, puisque nous pouvons le cultiver, le manier, cherchons à le rendre très peu méchant, très peu nocif, à l'atténuer ; inoculons-le alors à un individu, nous lui donnerons une maladie très légère passant même parfois inaperçue, mais par là nous le mettrons à l'abri par la suite de cette maladie. C'était là le principe de la vaccination.

Ceci paraît très simple à l'heure actuelle, mais au moment où Pasteur le découvrit c'était un trait de génie ; il mit immédiatement cette idée en pratique et bientôt il eut découvert la vaccination charbonneuse ; et les bœufs qui mouraient en très grand nombre du charbon furent bientôt à l'abri de cette terrible maladie. Il avait rendu par là un grand service à l'agriculture et cela eût suffi encore à assurer sa gloire, mais la découverte était bien plus importante car on devait continuer dans la même voie et peut-être un jour trouvera-t-on le vaccin de toutes les maladies. C'est, en tout cas, en partant du même principe que Pasteur a trouvé le vaccin de la rage, et comme le disait le Professeur Bouchard au Congrès de Copenhague : « Pasteur en découvrant le principe de la vaccination, s'est acquis des titres incontestables à l'admiration des savants et à la reconnaissance des peuples ».

La vaccination pour la plupart des maladies infectieuses n'est pas encore entrée dans la pratique, mais pour presque toutes on peut, après quelques tâtonnements, la réussir chez les animaux. Ainsi, prenez des cobays si sensibles à la diphtérie, inoculez-leur une culture de diphtérie très atténuée, beaucoup résisteront ; à ceux qui résistent inoculez, petit à petit, des cultures de plus en plus fortes, ils les supporteront et vous arriverez ainsi à les rendre réfractaires aux cultures les plus virulentes. Ces animaux sont alors vaccinés contre la diphtérie, ils sont doués vis-à-vis d'elle d'une immunité acquise ou vaccinale.

Que l'immunité soit naturelle ou acquise elle dépend toujours de la même cause, de l'état des cellules, cellules naturellement phago-cytes ou rendues artificiellement phagocytes par une éducation progressive.

Continuons encore un instant, si vous le permettez, notre compa-raison avec la police. Quand un agent est novice, si vous lui donnez à arrêter un voleur très madré, il ne réussira sûrement pas. Au contraire, lancez-le à la poursuite du menu fretin de ces virtuoses du rossignol et de la pince monseigneur, il réussira à les arrêter, il se formera et, petit à petit, il arrivera, par une éducation progressive, à trouver les malfaiteurs les plus retors. De même, les cellules de l'animal ne savent pas résister d'emblée à un microbe très actif, exercez-les à arrêter des microbes moins nocifs et, petit à petit, vous exalterez leurs propriétés et elles arriveront à entraver le développement de tous les microbes contre lesquels vous les aurez exercées.

Cette immunité vis-à-vis des microbes n'entraîne pas fatalement l'immunité vis-à-vis de la toxine, car presque tous les animaux sont sensibles à l'action des toxines. Ici il ne faut plus que le terrain soit bon ou mauvais pour le microbe ; on introduit en bloc une grande quantité de poison et tous les animaux sont sensibles au poison, au moins à une forte dose et en règle générale. Les animaux doués d'immunité vis-à-vis du microbe ne sont donc pas doués d'immunité vis-à-vis de la toxine. Ainsi, au lieu de prendre une jeune culture de diphtérie, choisissez une culture âgée de 3 mois, les microbes sont bien moins forts que dans la première, ils se développeront moins facilement chez l'animal même sensible; cependant 1 centimètre cube de cette culture peut tuer un cheval, alors qu'il résistait à la même dose d'une culture beaucoup plus vivante. C'est qu'ici les microbes ont eu le temps de produire leur toxine et de la répandre dans le bouillon; ils n'ont plus besoin de se développer dans le corps du cheval, ils peuvent mourir, leur œuvre est faite, on a introduit avec eux assez de poison pour tuer cet animal.

Cependant, il faut dire que les animaux doués d'immunité sont moins sensibles à la toxine que ceux qui sont doués de receptivité. Ainsi le cheval est sensible à la toxine diphtérique mais beaucoup moins que le cobaye.

Ceci tient probablement à ce que les cellules qui luttent avec avantage contre le microbe ont le pouvoir de sécréter une substance qui annihile jusqu'à un certain degré la toxine.

Mais chose remarquable, on peut aussi créer chez les animaux l'immunité acquise vis-à-vis de la toxine. Pour cela, on procède comme pour créer l'immunité vis-à-vis du microbe ; on commence par leur injecter des doses très faibles de ce poison, et, à mesure qu'ils s'y accoutument, on augmente progressivement les doses ; on arrive ainsi à leur faire supporter, sans qu'ils ne ressentent aucun effet, la toxine la plus forte presque à toute dose.

Nous touchons maintenant à la solution du problème qui nous occupe, au traitement par la sérumthérapie.

Les animaux immunisés possèdent donc des cellules qui sécrètent probablement des substances qui tuent les microbes mais aussi des substances qui annihilent les poisons microbiens, c'est-à-dire qui jouissent de propriétés antitoxiques. Je vous ai dit que c'était là de beaucoup la cause principale de l'immunité. Cependant dans notre corps, il n'y a pas que des cellules, il y a aussi certains liquides qui baignent ces cellules, ce sont les humeurs et le sang. Les humeurs, répandues un peu partout en petite quantité, possèdent aussi chez les animaux réfractaires la propriété de s'opposer au développement des microbes. Mais cette propriété incontestable, il est probable qu'elles ne la tiennent que de seconde main. Ces humeurs qui baignent les cellules, le sang qui imprègne tous nos tissus, sont à chaque instant en contact intime avec la cellule, entre le liquide intercellulaire, c'est-à-dire le liquide que contient la cellule et les liquides qui l'entourent, il y a des échanges continuels. Eh bien, le liquide contenu dans la cellule, qui est produit par elle, contient en solution un peu de ces substances microbicides et antitoxiques que la cellule produit d'une façon continue quand elle est réfractaire. Ce liquide, en se mélangeant intimement aux humeurs et au sang, par suite des échanges que nous avons signalés, communique à ce sang, en tout ou en partie, ses propriétés bactéricides et antitoxiques.

Si cela est vrai, il doit y avoir, dans le sang des animaux réfractaires, des substances qui s'opposent à l'invasion des microbes ; il fallait donc pour vérifier ce fait, étudier à ce point de vue spécial les propriétés du sang des animaux réfractaires ou vaccinés.

C'est en Allemagne que la question fut d'abord étudiée par Behring et par ses collaborateurs et ses élèves, en particulier Wasserman, Kitasato et Aronson. Ils découvrirent le principe de la sérumthérapie. Ils remarquèrent que le sang d'un animal doué d'immunité ou vacciné contre la diphtérie contenait une substance antitoxique. Quand on saigne un animal, si on recueille le sang dans un vase et si on le laisse reposer 24 heures, le sang se sépare en deux parties : une partie claire, liquide, qui surnage, c'est le sérum, et une partie rouge, solide, qui est le caillot et qui tombe au fond du vase. On retire la partie liquide avec précaution, et on a ainsi le sérum du sang. Le sérum des animaux vaccinés contre la diphtérie, mélangé avec la toxine diphtéritique, rendait cette toxine inactive, ce sérum neutralisait l'action de la toxine, il était antitoxique. Behring expérimenta avec le sang du cobaye, de la chèvre, du chien, mais sa méthode diffère de celle de Roux ; elle est moins pratique, et s'il a eu le mérite de découvrir le principe de la sérumthérapie, tout le monde reconnaît, même les Allemands, que Roux seul a su trouver un moyen qui rendit cette méthode pratique et facilement applicable par tous les médecins, même dans les plus petits villages.

Il y a encore bien d'autres différences entre les deux méthodes ; il me suffira de vous en signaler une qui vous fera toucher du doigt la différence entre le caractère allemand et le caractère français et qui mettra brillamment en opposition : le désintéressement comparé de Behring et de Roux. Behring nous a livré, comme son élève

Aronson, le principe de sa méthode, mais on chercherait vainement la description minutieuse de son procédé, elle n'a été publiée nulle part. On connaît le principe et les résultats de sa méthode et l'on sait aussi que son sérum est préparé par une fabrique de produits chimiques où l'on peut s'en procurer à un prix fixé. Je ne récrimine pas, il est peut-être juste que l'auteur retire un bénéfice de sa découverte ; mais je constate qu'il est impossible, avec ce que nous connaissons, d'essayer de préparer les sérum de Behring et d'Aronson. Au contraire, le Dr Roux a publié sa technique dans les plus petits détails, il a tout montré à tout le monde, même aux Allemands, et tout bactériologiste, connaissant un peu son métier, peut répéter les expériences de Roux et peut, avec de la persévérance, arriver à produire du sérum comme l'inventeur de la méthode qui n'en a jamais vendu un gramme.

On pourrait probablement immuniser contre la diphtérie presque tous les animaux ; mais il y avait avantage à se servir de grands animaux, car ils donnent plus de sang.

On a essayé d'immuniser la vache, on a réussi dans quelques cas, mais souvent on échoue, car elle est trop sensible au virus diphtéritique, elle meurt trop facilement de diphtérie pendant l'immunisation. Cependant ce serait peut-être l'animal de choix et il faudra essayer à nouveau dans cette voie, car la vache immunisée donne un lait qui est doué de propriétés antitoxiques et immunisantes comme son sérum, mais à un plus faible degré. L'avantage serait immense, Mesdames, si vous pouviez, en donnant à votre enfant le bol de lait qui lui sert de repas, lui donner en même temps un remède qui le mette à l'abri du croup pour toujours, et je suis sûr que toutes les mères de famille payeraient bien cher un litre de ce lait merveilleux.

M. le Dr Roux a donc dû choisir un animal qui fût réfractaire au bacille de la diphtérie, au moins dans une certaine mesure, qui ne fût pas trop sensible au poison diphtéritique et qui donna beaucoup de sang. Le cheval offre toutes ces conditions, c'est lui qu'il a choisi.

Le cheval réagit vis-à-vis du poison diphtéritique, mais relativement il réagit peu; et on peut arriver en 3 mois à le rendre absolument insensible à une dose de 300 centimètres cubes de toxine, tuant un cobaye en 48 heures, au $1/10^{me}$ de centimètre cube.

C'est le moment ,je crois, de vous présenter l'auteur de la méthode. Le Dr Roux est un enfant de l'Auvergne, il est âgé de 41 ans. Grand, blond, mince, élancé, les épaules un peu voûtées, tel est son portrait. D'allures très simples, il n'aime pas la recherche ; le dessinateur l'a saisi dans son costume favori. L'abord est froid, on sent l'homme constamment occupé d'une idée, et n'aimant pas à perdre son temps avec tous ceux qui viennent l'importuner par vaine curiosité, mais au contraire très disposé à vous écouter et à vous renseigner quand il s'agit de creuser une idée vraiment utile. Modeste à l'excès, il va peut-être jusqu'à croire qu'il n'a rien découvert, mais il est doué de deux qualités maîtresses pour un homme de science, la ténacité et la persévérance. Il était encore étudiant en médecine, lorsqu'en 1882, M. Pasteur qui n'est pas médecin, sentit bien qu'il avait besoin près de lui d'un jeune docteur laborieux, actif, persévérant. Il demanda à Vulpian, alors doyen de la Faculté de médecine de Paris, de lui fournir un collaborateur. Vulpian qui connaissait bien les hommes, lui désigna Roux, qui devint alors le préparateur et bientôt l'ami du Maître. Il fut reçu docteur en 1883, après avoir passé sa thèse sur les nouvelles acquisitions dans le traitement de la rage, et depuis lors il a constamment travaillé comme collaborateur de M. Pasteur et a attaché son nom à toutes ses découvertes.

Le voilà Maître, à son tour, il est sorti vainqueur de la lutte, mais il est toujours resté aussi modeste et n'a jamais su rien solliciter pour lui. En 1892, lors des fêtes mémorables, qui célébrèrent le jubilé de M. Pasteur, sur la demande du Maître, le Gouvernement nomma M. Roux officier de la Légion d'honneur.

Il a aujourd'hui 41 ans, il devrait être dans la force de l'âge ; malheureusement le travail acharné a déjà ébranlé sa santé. Toutes les mères de France voudront demander à Dieu de conserver longtemps encore à la patrie et à la science française un homme qui a tant fait pour leurs enfants et qui sera une de nos gloires nationales les plus pures.

Le **23** octobre dernier, M. Casimir-Périer alla visiter l'Institut Pasteur et là, aux applaudissements de tous, dans le laboratoire même où il avait découvert ce remède qui conservera tant d'enfants à leurs mères et tant de fils à la patrie, le chef de la République française, au nom de la nation reconnaissante, attacha sur l'habit du savant la croix de commandeur de la Légion d'honneur. C'était la France récompensant solennellement l'homme que vous applaudissez toutes, Mesdames, et que, d'un bout à l'autre de notre pays, les mères de famille bénissent.

Le Dr Roux n'a retiré aucun avantage matériel de sa découverte, avant comme après, il est chef de service à l'Institut Pasteur, avec de modestes appointements. L'Académie vient de lui accorder le prix d'Audiffred, et bientôt répondant au vœu général des médecins et de tous les français, l'Académie de médecine lui décernera probablement, en tout ou en partage, le prix Saint-Paul.

Tel est l'homme qui a entrepris d'immuniser le cheval contre la toxine diphtéritique et de faire servir son sérum à la guérison des enfants atteints d'angine diphtéritique ou de croup.

Le cheval est donc doué d'immunité relative vis-à-vis du bacille de la diphtérie, mais il est sensible dans une certaine mesure à la toxine. Quand on lui injecte sous la peau 1 centimètre cube de toxine très active, il réagit dans tous les cas, et souvent même il est assez sérieusement malade ; il a de la fièvre, de la diarrhée et une inflammation locale au niveau de l'injection. Mais dans la majorité des cas, tout se calme bientôt et après 2 ou 3 jours il est rétabli. On recommence alors la même injection, la réaction est moins forte que la première fois, on arrive ainsi à injecter 1 centimètre cube de toxine sans que le cheval présente la moindre réaction. On double alors la dose et on agit de même ; on arrive ainsi petit à petit à faire supporter au cheval, sans dommage, une dose de 50 centimètres cubes injectée en une seule fois ; il est maintenant suffisamment immunisé pour que son sérum puisse servir au traitement des diphtéritiques.

On saigne alors le cheval, après l'avoir laissé sans traitement peudant 10 jours, on laisse reposer le sang, on enlève le sérum et on peut se convaincre qu'il est doué de propriétés antitoxiques, immunisantes et curatrices.

On peut se convaincre qu'il est antitoxique de la façon suivante : On prend de la toxine diphtéritique et on s'assure que $1/10^{me}$ de centimètre cube de cette toxine tue le cochon d'Inde en 48 heures, Si on mélange 5 centièmes de centimètre cube de ce sérum de cheval avec 95 centièmes de centimètre cube de toxine, on voit que l'on peut injecter le centimètre cube résultant de ce mélange sous la peau du cochon d'Inde sans qu'il réagisse.

Grâce à cette faible quantité de sérum, le cobaye reste complètement insensible à l'injection d'une dose de toxine plus de 9 fois plus forte que celle qui suffisait pour le tuer avant l'addition de sérum.

Si on mélange 1 partie de sérum avec 49 parties de toxine, on peut injecter 1 centimètre cube de ce mélange, sous la peau, sans tuer un cobaye, mais il y a encore dans ce cas une légère réaction locale, un peu d'inflammation au niveau de la piqûre. Ceci démontre donc que le sérum est antitoxique, c'est-à-dire qu'il neutralise la toxine. Il ne s'agit pas cependant d'une neutralisation dans le sens strict du mot, il s'agit simplement d'une neutralisation d'action. La toxine est toujours aussi active, mais l'injection est inoffensive parce que le sérum injecté en même temps, en petite quantité, permet à l'animal de supporter l'action toxique sans dommage ; en un mot, c'est une neutralisation physiologique et non une neutralisation chimique.

De plus, ce sérum est immunissant à un degré très élevé, c'est-à-dire qu'à très faible dose, le sérum injecté sous la peau du cochon d'Inde lui confère l'immunité contre l'action du bacille de la diphtérie, alors que naturellement cet animal est très sensible à l'action de ce bacille. Voici comment on démontre ce fait. On prend un certain nombre de cobayes, on les divise en deux catégories d'égale importance : à une catégorie seulement on fait une injection de sérum sous la peau et le lendemain on injecte sous la peau de tous ces cobayes 1 centimètre cube d'une culture virulente de diphtérie âgée de 24 heures. Tous les cobayes qui n'ont pas reçu de sérum succombent en 24 heures, tous ceux qui ont reçu du sérum résistent. Donc ce sérum a la propriété d'immuniser le cochon d'Inde contre la diphtérie.

Le sérum du Dr Roux a une action immunissante extrêmement prononcée ; il est actif à plus du 1/50000me, c'est-à-dire que pour immuniser un animal il suffit de lui injecter sous la peau une quantité de sérum plus faible que la 50000me partie du poids de cet animal ; ainsi pour immuniser un animal pesant 1 kilog., il suffit de lui injecter sous la peau deux centigrammes de sérum. Le sérum allemand de Berhing était beaucoup moins actif ; en général, il n'agissait qu'au millième : il était donc 50 fois moins actif. Mais ce sérum n'est pas seulement immunisant et préventif, il est encore curatif, c'est-à-dire qu'il ne prévient pas seulement la maladie, mais il peut la guérir, à la condition d'être injecté à plus forte dose et surtout d'être injecté le plus tôt possible après le début de la maladie.

Devant ces brillants résultats obtenus constamment depuis plusieurs années, M. Roux résolut d'essayer sa méthode chez les enfants. Sa communication au Congrès de Budapest nous a montré qu'il avait complètement réussi ; en leur injectant ce sérum on guérit beaucoup d'enfants atteints de diphtérie et on voit la mortalité s'abaisser considérablement ; nous donnerons les chiffres dans un instant.

Voilà la méthode dans ses grandes lignes, passons maintenant à la description détaillée de chacune de ses parties. Commençons par la préparation du sérum.

Il faut d'abord immuniser les chevaux, et il faut employer pour cela la toxine la plus active possible. Quand on fait une culture du bacille de la diphtérie dans du bouillon, et qu'on la place à 37°, on voit que le développement du bacille se fait bien, mais la culture est d'abord très peu toxique. Pour que cette culture renferme une toxine tuant le cochon d'Inde au 1/10me de centimètre cube, il faut attendre 3 mois. C'est très long ; aussi M. Roux a-t-il cherché à abréger cette longue période et il y est arrivé par un dispositif très ingénieux. Il a remarqué que la toxine se produisait beaucoup plus rapidement quand la culture se faisait dans un courant d'air humide et voilà le dispositif qu'il a employé. Il met une couche mince de bouillon dans de grands vases à fond très plat, appelés vases de Fernbach du nom de l'inventeur. Ces vases ont la forme que vous voyez ici. Ce sont des ballons avec une tubulure latérale, cette tubulure est reliée par un tube de caoutchouc à un appareil faisant le vide, il y a donc aspiration d'air. Le col du ballon est garni d'un bouchon dans lequel passe un tube de verre relié par un caoutchouc à un autre ballon contenant de l'eau. L'air appelé par la tubulure latérale rentre dans le ballon par le tube supérieur après avoir barbotté dans un premier ballon rempli d'eau bouillie. Ainsi la culture se fait constamment dans un courant d'air humide. Dans ces conditions la toxine est préparée en 3 semaines au lieu de 3 mois, vous voyez quel temps on peut ainsi gagner.

La figure vous représente une petite pièce close de toutes parts servant d'étuve de culture. C'est une vaste étuve qui peut contenir une dizaine de personnes à l'aise. Les vases sont rangés symétriquement sur des rayons et chacun d'eux est relié à un tube de cuivre passant dans le fond et qui est relié lui-même à une trompe à eau faisant le vide. Cette étuve est chauffée par un calorifère à régulateur que vous voyez ici. La figure vous représente M. Martin, un des collaborateurs de M. Roux, surveillant la culture.

La toxine est donc ainsi obtenue dans les cultures, mais elle est en solution dans le bouillon contenant encore des bacilles vivants en suspension. Il faut pour obtenir la toxine pure, débarrasser la culture des microbes. Cela se fait par filtration dans un filtre Chamberland, système Pasteur. Voici ce filtre qui sert aussi à la filtration des eaux potables. Il se compose d'un cylindre métallique, dans lequel s'emboîte une bougie de porcelaine creuse, fermée de toutes parts, sauf en bas où existe cette tétine. La bougie libre de toutes parts dans cette chemise métallique, repose à la partie inférieure sur un épaulement du tube de métal garni d'une rondelle de caoutchouc. On ferme l'appareil par une vis faisant pression et on a ainsi un espace clos de toutes parts, en dehors par une paroi métallique, en dedans par une paroi de porcelaine. Ceci se voit d'ailleurs beaucoup mieux que je ne puis vous l'expliquer sur ce filtre que je démonte devant vous et sur cette figure que je vous fais projeter. Dans cette figure ce filtre est adapté sur un robinet d'une conduite d'eau potable car il sert aussi à l'épuration des eaux. Le liquide, l'eau dans ce cas-ci, arrive sous pression dans cet espace ; il pénètre dans la cavité centrale à travers la porcelaine et s'écoule enfin par cette tétine pur et débarrassé de tout corps solide en particulier des microbes qui sont des corps solides microscopiques. Pour filtrer la toxine, on prend un filtre de ce genre, mais modifié comme celui que je vous présente ici. On remplace le robinet par un entonnoir de métal que l'on visse sur le tube, à la tétine on adapte un tube de caoutchouc communiquant avec l'une des tubulures d'un ballon à deux tubulures. On stérilise le tout et on verse la culture dans l'entonnoir. Ici le liquide, la toxine pure ne pourrait pas traverser la porcelaine, car il n'y a pas de pression, aussi il faut remédier à cela. Pour y arriver, on fait le vide dans le ballon en adaptant la seconde tubulure à une trompe à eau, et alors la pression atmosphérique fait filtrer le liquide qui passe à travers la bougie et vient remplir le ballon. On a ainsi la toxine pure, que l'on peut injecter au cheval. Cette injection se fait très simplement, à l'aide d'une seringue stérilisée, sous la peau du cou, un peu en avant du défaut de l'épaule, tout simplement comme l'on fait une piqûre de morphine. Le cheval est en général très docile et il ne résiste pas, il se laisse injecter sans qu'il soit même nécessaire de le tenir.

On procède, comme je vous le disais il y a un instant, on augmente progressivement les doses et on arrive petit à petit à atteindre le but

que l'on se propose et qui est de faire supporter au cheval, presque
sans réaction, 50 centimètres cubes de toxine injectés en une seule
fois. On arrive en général à ce résultat en deux mois et demi ou
3 mois et l'expérience a démontré que ce cheval peut supporter alors
l'injection de la toxine presque à toute dose. On le laisse alors au
repos, sans lui faire subir aucun traitement spécial, pendant 10
jours, et c'est à ce moment-là que le sang du cheval peut être recueilli
et utilisé.

La saignée est faite dans la grosse veine du cou, dans la jugulaire ;
c'est M. Nocard, professeur à l'école vétérinaire d'Alfort, qui fait
généralement cette opération. Tous les instruments qui doivent
servir sont stérilisés avec soin et le sang sera recueilli avec les plus
grandes précautions pour éviter toute contamination, et en particulier
pour le soustraire le plus possible au contact de l'air, car ce sang doit
servir au traitement des diphtéritiques sans subir aucune autre
préparation que la séparation du sérum. Si par hasard il s'y intro-
duisait des microbes, on ne pourrait plus les en chasser, et le sérum
serait impropre à l'usage auquel on le destine, on ne pourrait l'employer sans faire courir les plus grands risques aux enfants.

On prépare d'abord les vases dans lesquels on doit le recueillir, on
choisit pour cela des bocaux de deux litres, dans le genre de celui
que je vous présente. Ces bocaux sont fermés par une feuille de papier,
qui est maintenue tendue sur l'ouverture à l'aide d'une ficelle,
comme une peau sur un tambour, ou plus simplement, comme
les ménagères ont coutume de faire pour recouvrir les pots de
confiture.

Ces bocaux ainsi préparés sont stérilisés, mais à cause du papier
qui se déchirerait il faut les stériliser dans l'air sec, et on les place
pour cela dans un appareil spécial que cette figure vous représente et
que nous appelons le four à flamber de Pasteur.

C'est un four arrondi en tôle formé d'une triple paroi ; on chauffe
à la partie inférieure, l'air chaud circule entre les parois et élève la
température de la chambre close centrale qui contient les bocaux, on

chauffe ainsi à 180° pendant quelques minutes, puis on laisse refroidir et on peut retirer les vases.

Pour faire la saignée on commence par couper les poils du cheval, sur la peau qui recouvre la veine, on lave cette place avec une solution antiseptique. Puis un aide, celui que je vous montre ici sur cette figure, comprime la veine à la base du cou, elle devient ainsi saillante, et on la voit se dessiner à travers la peau comme les veines du dos de la main deviennent apparentes quand vous vous serrez le poignet.

Dans cette figure, cet aide dont vous ne pouvez voir que le dos, est M. Louis Martin, le principal collaborateur de M. Roux dans ses travaux sur la sérumthérapie. Le vétérinaire, M. Nocard, qui est ici sur la figure, saisit alors la peau qui recouvre la veine, la pince avec la main gauche et en retient un pli entre le pouce et l'index ; de la main droite, il saisit un bistouri et fait une petite boutonnière à la peau en enfonçant ce bistouri dans le pli cutané qu'il tient de la main gauche. Ceci fait il prend un trocart. Le trocart est un instrument composé, comme vous le voyez sur celui que je vous montre, d'un tube métallique assez mince dans lequel entre exactement une tige pleine terminée par une pointe acérée.

Il enfonce donc la pointe du trocart dans la boutonnière cutanée qu'il vient de faire, il la fait cheminer pendant 1 ou 2 centimètres sous la peau, et alors par un petit mouvement, il fait pénétrer le trocart dans la veine. Il retire la tige pleine, le sang commence à couler par le tube creux qu'il laisse en place ; aussitôt il ajuste un tube de caoutchouc à l'orifice de ce tube et le sang passe par le tube de caoutchouc et vient s'écouler par l'autre extrémité qui est garnie d'un petit tube de verre, comme vous le voyez sur celui que j'ai en main. Au moment où le sang commence à couler, par un petit coup sec, il enfonce le tube de verre, comme ceci, dans le bocal en traversant la couverture de papier. Le tube traverse le papier en faisant une petite ouverture circulaire qui laisse à peine un peu de jour autour de lui et le sang est ainsi amené sans souillure, sans être directement au contact de l'air, jusque dans le bocal. C'est à ce moment que le photographe a opéré : deux aides se tiennent prêts à aider l'opérateur, à lui passer les instruments ou les bocaux, ce sont, sur cette figure, MM. les Drs Calmettes et Borel. M. Calmettes tient en main en ce moment un capuchon de papier stérilisé, qui servira encore à recouvrir le bocal quand il sera rempli, pour obstruer le petit orifice laissé libre quand on retirera le tube de verre.

On remplit ainsi de sang 3 vases, car on fait ordinairement une saignée de 6 litres, puis on porte les vases dans un endroit frais et on les laisse au repos pendant 24 heures. Le sang se sépare alors en deux parties : l'une solide qui va au fond et qui forme le caillot, l'autre liquide qui surnage, c'est le sérum ; on décante le sérum avec précaution et on obtient ainsi le précieux remède. Il ne m'est malheureusement pas possible de vous en montrer une grande quantité, mais en voici cependant un échantillon. C'est, comme vous pouvez voir, un liquide clair, transparent, légèrement jaunâtre, presque aussi fluide que de l'eau.

Les 6 litres de sang donnent deux litres à deux litres et demi de sérum. Ce sérum est mis, pour être expédié au loin, dans de petites bouteilles stérilisées, bouchées avec un bouchon de caoutchouc également stérilisé, et on ajoute simplement, pour en assurer la conservation, un très petit fragment de camphre.

Le cheval supporte bien la saignée ; souvent il ne fait aucune résistance et il suffit de le maintenir par la bride, comme vous voyez ici. Le garçon d'écurie cependant, vous le voyez, en homme qui compâtit au malheureux sort du cheval, lui offre pour le consoler quelques brindilles de foin.

Il faut avoir la précaution de retirer le trocart en pinçant la veine au niveau de la plaie pour éviter de laisser pénétrer de l'air dans cette veine.

Voici encore une autre photographie qui vous représente la même scène, les personnages seuls diffèrent : ici, c'est M. Borrel qui maintient le trocart en place, tandis que M. Calmettes recueille le sang dans le bocal ; comme dans la figure précédente, un aide **comprime la veine.**

La saignée terminée, le cheval regagne son écurie et on lui injecte immédiatement sous la peau 50 centimètres cubes de toxine en une seule fois ; puis, tous les deux jours, pendant 10 jours, on répète cette injection à la même dose ; on le laisse reposer dix jours et on le saigne de nouveau. On peut ainsi retirer 6 litres de sang à chaque cheval tous les 20 jours, en ayant soin de faire des injections de toxine dans l'intervalle pour entretenir l'immunité.

Un dernier mot pour en finir avec ce qui a trait aux chevaux. Quels chevaux doit-on choisir pour préparer le sérum antitoxique ? Il faut choisir des chevaux encore jeunes, 8 à 10 ans au maximum, car il faut qu'ils se nourrissent bien, n'ayant aucune maladie constitutionnelle, et autant que possible, n'ayant jamais eu de maladie infectieuse antérieure quand bien même la guérison paraîtrait complète et définitive, car alors ils sont plus sensibles à l'action de la toxine.

On voit donc que tout bon cheval conviendrait parfaitement, mais on comprendra que dans un but d'économie, on ne choisisse pas des animaux de prix. On prend des chevaux ayant les qualités que nous venons de citer, mais ayant aussi une tare aux jambes, ce qui les rend impropres à un service actif et surtout ce qui les déprécie. M. Nocard est chargé spécialement d'examiner les chevaux à leur arrivée et de les accepter s'ils sont de bonne constitution. L'institut Pasteur possède actuellement 5 chevaux qui donnent du sang fournissant un sérum antitoxique, mais il a en même temps 75 chevaux en voie d'immunisation. Cette cavalerie est logée hors de Paris, à la ferme de Villeneuve-l'Etang à Garches (Seine-et-Oise), propriété que la ville de Paris a mise à la disposition de M. Pasteur en 1886. Petit à petit, le nombre de ces chevaux sera porté à 140, nombre jugé nécessaire pour répondre aux besoins de la France entière.

Chaque matin M. Louis Martin se rend à Garches pour faire aux chevaux les injections de toxine qui doivent leur donner peu à peu l'immunité.

Voici donc le sérum obtenu ; comment faut-il l'employer chez les enfants atteints de diphtérie ?

D'abord, en deux mots, qu'est-ce que la diphtérie ? La diphtérie est une maladie infectieuse causée par le bacille de Loeffler. Ce microbe peut s'implanter sur toutes les muqueuses et même sur la peau, il y provoque la formation de fausses membranes dans lesquelles le bacille reste toujours localisé, il ne passe jamais dans le sang, mais il déverse dans celui-ci une toxine extrêmement active qu'il produit en pullulant dans les fausses membranes, et ainsi il tue par empoisonnement.

La diphtérie est donc une maladie à siège varié ; mais ses deux manifestations les plus fréquentes sont l'angine couenneuse, caractérisée par la présence des fausses membranes dans la gorge, et le croup, la plus terrible de toutes, qui survient quand les fausses membranes envahissent les voies respiratoires.

Il faut appliquer la sérumthérapie à l'heure actuelle comme le veulent M. Roux et ses élèves MM. Martin et Chaillou, les trois inventeurs de la méthode. C'est de cette façon que le traitement est appliqué dans les hôpitaux à Paris, et c'est cette méthode que je vais vous décrire.

J'ai pu suivre, avec grand intérêt, toutes les phases de ce traitement chez un grand nombre d'enfants, tantôt à l'hôpital Trousseau où la nouvelle méthode est appliquée avec grand soin par M. le Dr Moizard, aidé de son interne M. Perregaux, tantôt à l'hôpital des enfants malades dans le service de M. le Dr Lebreton, où le traitement est souvent dirigé par M. Chaillou lui-même, l'un des promoteurs de la méthode. Ces Messieurs se sont mis à notre entière disposition pour nous renseigner et nous donner tous les détails sur ce traitement. Nous ne saurions trop reconnaître le charmant accueil que nous avons reçu de tous ; tous les médecins seront reconnaissants à ces Messieurs de la bonne grâce qu'ils mettent à les renseigner et à répéter chaque jour, avec une patience admirable, pour les nouveaux venus, ce qu'ils ont déjà dû exposer tant de fois. Jamais d'ailleurs, dans les hôpitaux de Paris, on n'a vu accepter par tous les médecins, jeunes et vieux, une méthode nouvelle avec autant de conviction.

Dès qu'un enfant est atteint d'une affection qui peut être de la diphtérie, que le diagnostic soit certain ou simplement douteux, on lui injecte 20 centimètres cubes de sérum antitoxique sous la peau puis, immédiatement, on cherche à poser un diagnostic précis. Il n'y a qu'un moyen d'y arriver c'est de faire le diagnostic bactériologique, qui demande vingt-quatre heures et, à moins de cas urgents, d'enfants asphyxiant ou paraissant intoxiqués, on attend le résultat de cet examen bactériologique pour continuer ou cesser le traitement. Mais on ne saurait trop insister sur ce point, il faut commencer le traitement aussitôt que possible. Cela se comprend dans une maladie où la mort survient par intoxication, il faut agir alors que la quantité de poison contenu dans le sang est encore la plus petite possible.

Comment fait-on le diagnostic bactériologique ? Pour cela, on fait des cultures et on se sert d'un milieu spécial, le sérum du sang. Il s'agit ici, non plus de sérum antitoxique, mais de sérum de sang d'un animal quelconque.

Pour le préparer on va à l'abattoir et on recueille du sang frais, du sang de bœuf de préférence ; on laisse coaguler le sang, on recueille le sérum, et on l'enferme dans des ampoules. Mais pour pouvoir faire des cultures sur ce milieu, il faut le stériliser et il n'est pas possible d'agir comme pour le bouillon, de le porter à 120°, car le sérum se solidifie à 75° et s'altère dès qu'on dépasse cette température. On ne peut pas le chauffer à très haute température, on le chauffe simplement à 58°, mais on le chauffe longtemps. Au lieu de le chauffer une demi-heure, on l'enferme dans une étuve réglée à 58°, et tous les jours on chauffe cette étuve pendant 1 heure et cela pendant deux à trois semaines. On a ainsi du sérum stérilisé, mais vous voyez que le procédé est très long. On prend ensuite ce sérum, on l'enferme dans des tubes stérilisés, comme celui que je vous présente, on couche ces tubes dans une étuve inclinée et on chauffe pendant 20 minutes à 75° ou 80° ; on obtient ainsi du sérum coagulé, solide, transparent, présentant une large surface oblique : c'est le terrain qui sert pour les cultures qui vont nous permettre de faire le diagnostic.

Voici, sur ces deux figures, le modèle des étuves adoptées pour stériliser et coaguler le sérum. Ce sont des étuves en cuivre à double parois. Entre les deux parois, on introduit de l'eau et on maintient cette eau à 58° ou 75° suivant les cas, à l'aide d'un régulateur de température.

La figure suivante vous représente une culture du bacille de la tuberculose faite sur un tube de sérum ainsi préparé, car il n'y a pas que le bacille de la diphtérie qui puisse pousser sur ce milieu, mais il lui convient particulièrement.

Quand un enfant a reçu la première injection de sérum antitoxique, on fait tenir cet enfant en face d'une fenêtre bien éclairée, on lui fait ouvrir la bouche, on abaisse sa langue à l'aide d'une cuillère, comme vous l'avez vu faire souvent, et on examine sa gorge. Alors on va gratter les fausses membranes très légèrement avec un fil de platine flambé ; ce fil est un peu épais et aplati en spatule à son extrémité. S'il n'existe pas de fausses membranes visibles, ce qui peut arriver quand la diphtérie envahit le larynx d'emblée, on va gratter le fond de la bouche le plus près possible de l'ouverture du larynx. Cette manœuvre vous est représentée par la photographie que je vous fais projeter en ce moment et où, je m'empresse de vous le dire, les figures des personnages sont dues à la fantaisie du dessinateur. Cette petite opération faite, on retire le fil de platine en évitant de toucher les parois de la bouche, on débouche avec précaution un tube de sérum coagulé, que l'on tient incliné, comme je le fais en ce moment, et en évitant surtout de laisser toucher le bouchon d'ouate à quoi que ce soit par les parties qui vont pénétrer dans le tube en le bouchant ; pour cela, on le tient délicatement entre deux doigts, comme je fais en ce moment, et comme vous pouvez le voir encore mieux sur cette figure. Puis on promène 'extrémité de ce fil de platine à la surface du sérum, en faisant autant que possible une série de lignes parallèles. On recommence la même opération sur un second tube, sans reprendre à nouveau de la semence dans la gorge, et on place ces deux tubes dans une étuve à incubation réglée à 37°. De ces deux cultures, la première a reçu évidemment une plus grande quantité de semence que la première, car elle a été ensemencée avec le fil retiré de la gorge et encore tout chargé de ce que nous avons pu gratter ; la seconde au contraire, n'a reçu que ce qui pouvait rester sur le fil après qu'il avait été frotté à la surface de la première culture. Suivant les cas, on fera le diagnostic en se servant de la première ou de la seconde, car il faut pour cela une culture présentant un assez grand nombre de colonies, mais cependant il faut que ce nombre ne soit pas trop considérable.

Au bout de 24 heures on examine les tubes ; si aucune colonie n'est présente, on peut affirmer que l'enfant n'a pas la diphtérie. Mais s'il y a des colonies, il faut examiner leur aspect pour se prononcer. Les unes sont petites, arrondies, à contours réguliers, d'un blanc grisâtre, et surtout elles sont plus opaques à leur centre qu'à la périphérie. Si on regarde ces cultures au microscope on voit qu'elles sont formées de bacilles, ce sont des bacilles diphtéritiques. Parfois, il n'y a sur le tube que des colonies de ce genre, alors on a affaire à une diphtérie pure. Parfois ces colonies existent, mais il y en a encore, d'autres à côté d'elles, d'aspect différent. Alors on a affaire à une diphtérie associée ; c'est-à-dire que d'autres microbes sont venus s'ajouter au bacille de Loeffler, agissant en même temps que lui.

Les microbes, je vous l'ai dit, sont des êtres malfaisants, ce sont des malfaiteurs. La plupart d'entre eux peuvent nous tuer très facilement, en agissant seuls sur notre organisme. Mais cela ne leur suffit pas encore. De même qu'un voleur de grands chemins ou un assassin est redoutable quand il est seul mais bien plus à craindre encore quand il agit de concert avec quelques individus de son espèce, de même les microbes, terribles déjà par eux-mêmes quand ils sont seuls, sont encore bien plus nocifs quand plusieurs espèces s'associent pour concourir d'un commun accord à notre perte.

Les espèces que l'on rencontre à côté du bacille de Loeffler sont variées ; les unes donnent naissance à des colonies qui ressemblent singulièrement à celles du bacille diphtéritique, il faut un œil bien exercé pour les distinguer. Elles sont simplement un peu plus humides que celles du bacille diphtéritique et surtout, regardées par transparence, elles sont translucides et non opaques. Mais, au microscope, il y a une très grande différence, au lieu de voir des bâtonnets, on voit des petits corps sphériques. Ces colonies sont formées par le coccus de Brisou, ainsi nommé du nom de l'enfant chez qui il fut trouvé pour la première fois par Roux, Yersin et Martin. Sa présence ne complique pas beaucoup les cas ; au contraire, les trois microbes qui suivent compliquent beaucoup la maladie et leur présence indique toujours que la diphtérie est grave. Les uns donnent naissance à des colonies sous forme d'un pointillé extrêmement fin, à peine visible à l'œil nu, c'est le streptocoque, le microbe en chaînettes ; les autres donnent des colonies aplaties, diffluentes, irrégulières, mal limitées, ce sont les staphylocoques ou microbes en amas; enfin, d'autres liquéfient la surface du sérum, c'est un bacille appelé bacille du colon et qui habite toujours notre intestin.

Voici quelques figures qui vous représentent les différents aspect des cultures. D'abord, sur cette figure, empruntée à M. Louis Martin, vous voyez réunies les différentes formes de colonies que l'on trouve ordinairement sur le sérum. Voici les colonies du bacille diphtéritique, à côté celles du coccus de Brisou que l'on peut à peine distinguer des premières ; ici, le fin pointillé que présentent les colonies du strepto-coque, et enfin, une vaste plaque à bords diffus qui est une culture du staphylocoque. Sur cette figure qui vous représente une culture en tube du staphylocoque, vous voyez que la colonie forme une vaste bande épaisse que l'on compare ordinairement à une traînée de cou-leur à l'huile déposée à la surface du milieu. Voici le fin pointillé que présente une culture de streptocoque plus âgée que celle que je vous représentais il y a un instant.

Si l'on fait des préparations, les microbes se présentent au micros-cope sous l'aspect où vous les voyez représentés ici sur ces différentes projections. Le bacille de Loeffler, un fin bâtonnet à extrémités parfois un peu renflées, et qui aime à se réunir à ses voisins pour former des amas où les bacilles sont disposés parallèlement. Vous voyez sur l'une des préparations quelques cellules de pus, cette préparation est faite directement avec une fausse membrane ; l'autre vous représente le bacille pris dans une culture. Le petit coccus de Brisou est un micrococque, c'est-à-dire un microbe arrondi ; souvent ces cocci ont une tendance à se grouper par deux ou en petits amas assez réguliers et dans lesquels les microbes sont nettement séparés. Les amas sont plus confus, plus denses, les microbes sont moins nets sur la figure suivante qui vous représente un micrococque d'aspect à peu près semblable quand on considère chaque microbe isolé ; c'est à ces caractères que l'on distingue le staphylococque du coccus de Brisou. Vous pouvez voir ici le streptococque, c'est-à-dire le micrococque disposé en chaînettes. Enfin, voici des petits bacilles très courts, disposés sous forme d'amas irréguliers, ceci vous représente le bacille du colon.

Pour en terminer avec cette étude du microbe au point de vue du diagnostic, il me reste à vous dire que le bacille diphtéritique est d'autant plus nocif qu'il est plus long, ce qu'il est facile de distinguer au microscope. Enfin, la diphtérie paraît plus grave quand le bacille abandonne sa disposition caractéristique en amas de bacilles parallèles, quand les microbes sont disposés en amas enchevêtrés.

Donc, après 24 heures, l'aspect des cultures et l'examen microscopique permettent d'établir si l'on a affaire à une vraie diphtérie, si elle est pure ou associée, si elle est grave quand le bacille est long, si elle est très grave quand le bacille est associé à d'autres microbes.

Si le bacille de la diphtérie n'est pas présent dans les cultures, on cesse le traitement par le sérum.

S'il est seul présent on a affaire à une diphtérie pure, celle qui cède le plus facilement au nouveau traitement. Il est bon dans ce cas de faire encore une ou deux injections, en proportionnant la quantité de sérum injecté à la longueur du bacille et aussi en se basant sur les symptômes cliniques présentés par l'enfant. Si la fièvre persiste, si le pouls reste rapide, si la respiration est difficile, si les fausses membranes persistent encore, s'il y a de l'albumine dans les urines, il ne faut pas hésiter à multiplier les injections.

Enfin, si l'on rencontre une forme où le bacille est associé au staphylococque, au streptococque ou au bacille du colon, on sait que le pronostic est plus sombre et il faut faire les injections en plus grand nombre encore.

Certains enfants sont guéris avec 30 centimètres cubes injectés en 2 fois, d'autres ont reçu jusqu'à 10 et 15 injections et une quantité totale de 205 centimètres cubes de sérum.

Comment fait-on l'injection ?

On peut se servir pour faire l'injection de toute seringue remplissant les deux conditions suivantes, dont la première n'est que relative tandis que la seconde est absolument essentielle : 1° contenance de 20 centimètres cubes ; 2° facilité de stérilisation.

Si on n'a pas à sa disposition une seringue de 20 centimètres cubes, il faut en cas d'urgence, faire l'injection avec n'importe quelle seringue et opérer en plusieurs fois en remplissant chaque fois l'instrument sans retirer l'aiguille, pour ne faire qu'une seule piqûre.

Mais il faut absolument, c'est une condition *sine quâ non*, que la seringue soit facile à stériliser, sans cela on s'expose à des accidents que l'on peut toujours éviter.

Voici un des modèles les plus employés, c'est la seringue de Simal. Vous voyez qu'elle est très simple. Elle se compose d'un corps de pompe formé par un cylindre de verre mobile dans une armature en métal ; on fixe le cylindre de verre à l'aide de la douille supérieure qui porte un pas de vis ; deux rondelles de caoutchouc ou d'amiante assure l'étanchéité de la seringue en haut et en bas. Le piston est en caoutchouc à parachute avec un mode de serrage spécial permettant de le détendre quand la seringue ne sert pas, ce qui assure toujours le bon fonctionnement. A la partie inférieure, on fixe par une douille un petit tube de caoutchouc d'une dizaine de centimètres de longueur et c'est à l'extrémité de ce tube que l'on adapte l'aiguille. Ce tube en caoutchouc n'est pas essentiel, mais il est très recommandable, car si l'enfant remue pendant l'injection, on peut maintenir l'aiguille et la seringue en place, les mouvements se transmettant seulement à ce tube flexible

Avant de faire l'injection on stérilise cette seringue. Pour cela, on desserre le piston et on dévisse la douille supérieure pour que toutes les parties soient libres et facilement baignées par l'eau. On met de l'eau dans une vulgaire casserole et on y plonge le tout : seringue, tube en caoutchouc et aiguille. On fait bouillir cette eau pendant une dizaine de minutes, on laisse refroidir, on remonte la seringue, on serre le piston et la douille supérieure, et enfin, on remplit cette seringue de sérum. On ajuste le tube de caoutchouc et l'aiguille.

L'injection se fait sous la peau du flanc, un peu au-dessous des fausses côtes et en dehors de l'ombilic.

L'enfant est couché dans son lit, on lave avec soin au savon, puis avec un liquide antiseptique le point où l'on va faire l'injection. On prend alors la seringue dans la paume de la main droite, en tenant l'aiguille entre le pouce et l'index de cette même main. De la main gauche, on pince la peau de l'enfant pour y faire un pli que l'on tient entre deux doigts et on enfonce rapidement l'aiguille dans ce pli de façon à ne traverser que la peau. On pousse alors le piston lentement en lui faisant décrire un léger mouvement de spirale et on injecte ainsi les 20 centimètres cubes sous la peau. Il se forme alors une grosseur du volume d'un petit œuf de poule, on a soin de ne pas malaxer cette tumeur, on pose simplement dessus sans appuyer un petit fragment de ouate hydrophyle et une compresse.

L'injection n'est pas plus douloureuse qu'une simple piqûre d'épingle, les enfants, qui y sont habitués et qui ne s'effrayent pas outre mesure de ces préparatifs un peu imposants, la supportent sans la moindre plainte. Après une vingtaine de minutes toute trace de l'injection a disparu.

Voici, d'ailleurs, quelques projections vous représentant cette scène de l'injection, prise sur le vif, à Paris à l'hôpital des enfants malades.

Dans celle-ci l'opérateur est M. Magdelaine, l'interne de M. le Dr Lebreton, il est assisté par Mme Daussoir-Kerleu, la surveillante du pavillon des diphtéritiques, à l'hôpital de la Rue de Sèvres. Cette dame donne ses soins aux enfants atteints de diphtérie depuis 14 ans, aussi, dans la visite qu'il a faite récemment à l'Institut Pasteur, le Président de la République lui a remis les palmes d'officier d'académie pour la récompenser de son long dévouement.

Dans cette autre figure vous voyez une reproduction exacte de la même scène ; mais ici, c'est M. Chaillou lui-même qui pratique l'injection et il est aidé par deux médecins lillois, dont l'un placé à gauche est mon excellent confrère et ami le Dr Didier.

Quels sont les effets de cette injection ? Après quelques heures, la fièvre tombe, la respiration se ralentit et devient régulière, le pouls devient moins rapide. Mais ce qu'il y a surtout de remarquable, c'est l'effet produit sur les fausses membranes. 48 heures après la première injection, les fausses membranes changent de couleur et se flétrissent, puis, en moyenne le 3me jour, elles se détachent par vastes plaques et sont éliminées, dès lors elles ne se reproduisent plus. C'est là ce qu'il y a de particulièrement remarquable, car avec les traitements ordinaires, on arrivait souvent à faire tomber et à enlever les fausses membranes, mais elles reparaissaient à nouveau avec une ténacité désespérante.

C'est déjà là un résultat inespéré, nous permettant dans bien des cas d'obtenir la guérison et d'abréger de beaucoup la durée de la maladie, même dans les cas qui peuvent guérir sans ce traitement.

Mais il y a plus encore ; un enfant qui a le croup héberge dans sa gorge, je vous l'ai dit, le terrible bacille qui donne cette maladie, et c'est pour cela qu'il est dangereux parce qu'il peut transmettre le bacille à ses voisins.

Lorsqu'en apparence il est guéri, lorsque tout le monde le considère comme entièrement rétabli, on a constaté autrefois qu'il conservait encore ce bacille vivant dans la gorge pendant plusieurs semaines. Ce bacille est inoffensif maintenant pour cet enfant, car il vient de supporter avec succès les assauts qu'il a livrés à son organisme, il est doué d'immunité, du moins pendant quelque temps. Mais cet enfant est encore très dangereux pour ses voisins, peut-être aussi dangereux que pendant la période d'état de sa maladie, car ce bacille il peut le transmettre aux enfants qui l'entourent et qui eux ne sont nullement doués d'immunité. Vous voyez facilement tout le danger ; cet enfant est considéré comme guéri, on lui permet de revoir ses frères et sœurs, de jouer avec ses petits camarades, personne ne se défie de lui et pourtant il est encore un danger permanent pour tous les enfants qui l'approchent. Ceci était vrai avant la découverte de la sérumthérapie, mais avec ce nouveau traitement, M. Chaillou a démontré, après l'avoir constaté plusieurs fois, que après 8 jours à partir du début du traitement, l'enfant n'a plus de bacille dans la gorge, parfois même beaucoup plus tôt. Donc, non seulement la sérumthérapie guérit cet enfant, mais elle le rend inoffensif pour ceux qui l'approchent et elle a le nouvel avantage de préserver la société et de diminuer de beaucoup les chances de contagion et, par suite, elle tend à amener l'extinction de la diphtérie.

Il est temps que j'en arrive au point capital, car depuis longtemps les mères de famille qui m'écoutent, se disent : tout cela est très beau, mais guérit-on le croup ? Je comprends cette impatience si légitime et je vais m'efforcer de les satisfaire.

Le traitement par la sérumthérapie, je ne crains pas de vous l'affirmer, donne des résultats merveilleux : cependant il faut l'avouer, on ne guérit pas dans tous les cas, c'est un traitement excellent, ce n'est pas une panacée universelle.

Mais cependant déjà quel changement. Tous ceux qui ont fréquenté les hôpitaux connaissent l'horreur légendaire des pavillons spéciaux affectés aux diphtéritiques. Quand on entrait dans une de ces vastes salles contenant 20 à 30 lits, que l'on voyait dans chaque lit un enfant atteint de diphtérie, quand on entendait les plaintes de ces

20 ou 30 cadavres vivants à la face blafarde, au teint plombé, et surtout quand on voyait chaque matin les lits nombreux que la mort avait rendus vacants, on avait le cœur ému malgré l'habitude et on restait douloureusement frappé de cette impuissance de la science. Aujourd'hui l'aspect n'est plus le même ; sans doute, il se produit encore parfois un décès, mais dans les salles de diphtéritiques, la plupart des enfants sont assis dans leur lit, jouent, causent, ils ont l'air de convalescents. Si, poussé un peu par la surveillante, vous interrogez ces enfants, si vous leur demandez : « Vous êtes donc guéris ? » ils vous répondent en chœur : « Oui, Monsieur, c'est le sirop de cheval qui nous a guéris. » Et pour les croups opérés, pour les trachéotomies, là encore le résultat est bien différent. Car aujourd'hui on fait encore la trachéotomie ; on peut souvent l'éviter quand le traitement est commencé à temps, mais quand le médecin est appelé trop tard et quand la maladie va trop vite, on est bien forcé d'opérer un enfant qui asphyxie.

Mais, anciennement quand on opérait un enfant, il mourait malgré l'opération, c'était le sort réservé à 3 sur 4 des opérés. Aujourd'hui, les enfants opérés guérissent pour la plupart et les morts sont devenues presque rares, alors qu'elles étaient auparavant la règle générale.

Montrons par quelques chiffres les bienfaits de la méthode.

Le traitement fut d'abord mis en pratique par M. Roux et ses collaborateurs, à l'hôpital des Enfants malades. La mortalité par la diphtérie était, avant cette époque, de 51,74 pour 100 ; pendant les mois où fut appliqué le traitement, elle descendit à 24,5 pour 100. On ne dira pas qu'à cette époque l'épidémie de Paris était bénigne, car en même temps on soignait des diphtéritiques sans employer la sérumthérapie, dans un autre hôpital d'enfants de Paris, à l'hôpital Trousseau et là, la mortalité était de 60 pour 100.

L'angine diphtéritique est moins grave que le croup, cependant la mortalité dans ces cas est encore de 33 pour 100 ; pendant la période où le traitement par le sérum fut employé à l'hôpital des Enfants, la mortalité ne fut plus que de 12 pour 100 ; pendant la même période à l'hôpital Trousseau, où l'on n'employait pas encore le sérum, la mortalité était de 32 pour 100.

Pour les croups opérés, la mortalité est toujours très grande ; elle était de 73 pour 100 avant le traitement par le sérum, elle s'est abaissée à 49 pour 100, tandis qu'à l'hôpital Trousseau, sans la sérumthérapie, elle était pendant la même période de 86 pour 100.

Enfin, pendant mon séjour à Paris, le Président de la République vint visiter l'hôpital Trousseau, où l'on soignait alors les diphtéritiques par la méthode du Dr Roux, et on lui remit la statistique suivante :

Du 18 septembre au 22 octobre 1893, sans l'emploi du sérum, la mortalité était de 50 pour 100.

Du 18 septembre au 22 octobre 1894, avec l'emploi du sérum, la mortalité a été de 10 pour 100.

Dans les croups opérés, la mortalité n'était plus que de 30 pour 100.

Vous le voyez donc, on ne guérit pas encore malheureusement tous les cas de diphtérie, mais, en prenant les statistiques les moins favorables, on peut dire que l'on guérit 50 pour 100 des enfants qui mouraient autrefois. Ce résultat est déjà très beau, mais nous croyons qu'il est encore possible de perfectionner la méthode et d'augmenter le nombre des guérisons.

Je lisais dernièrement dans une statistiquer que chaque année 35.000 enfants mouraient en France de diphtérie. A l'heure actuelle, rien que pour la France, on peut dire que la méthode sauve chaque année 18.000 enfants. Chaque année, dans notre France, 18000 enfants arrachés à la mort, 18.000 enfants rendus à leurs mères, 18.000 citoyens conservés à la Patrie : telle est, en deux mots, l'œuvre du docteur Roux, œuvre humanitaire et œuvre patriotique au premier chef, qui suffira amplement à assurer sa gloire.

Toutes les mères de France bénissent son nom, et à l'heure actuelle, on peut bien dire qu'il est le grand bienfaiteur de l'humanité.

D'ailleurs, cette œuvre est suffisamment appréciée par la France.

J'ai entendu raconter qu'à Paris, une mère amena son enfant mourant à l'hôpital ; quelques jours après, la sérumthérapie lui rendait cet enfant guéri. En l'emportant dans ses bras de l'hôpital, sa première préoccupation fut d'aller porter 5 francs, tout ce qu'elle avait pu économiser, au comité de souscription pour la propagation de la nouvelle méthode. Le docteur Roux aura été, j'en suis certain, plus touché par cette humble pièce de cent sous que par la riche offrande du millionnaire. A l'hôpital Trousseau, M. Casimir-Périer s'adressant aux enfants, leur disait : « Soyez toujours bons pour ceux qui ont été bons pour vous ; et par là je veux dire : soyez toujours reconnaissants à ceux qui ont exposé mille fois leur vie pour chercher un remède qui puisse vous guérir ».

J'ai vu dans les hôpitaux de Paris des enfants de tous les points de la France. A Lyon, une mère entend dire par le médecin que son enfant a le croup, elle ne peut se procurer de sérum, elle n'hésite pas, elle prend son enfant dans ses bras, elle s'embarque pour un long voyage et elle vient l'apporter mourant au Dr Roux. Je l'ai vu en voie de guérison, couché dans son petit lit, au milieu des enfants des environs de Paris.

Mais il est encore très difficile à l'heure actuelle de se procurer le bienfaisant sérum, et je dois même dire que pour nous, médecins lillois, la situation est bien plus difficile qu'auparavant. En effet, rien n'est plus terrible pour une mère que de voir son enfant frappé à mort, de savoir qu'il y a un remède qui peut le sauver, et de se sentir dans l'impossibilité absolue de le lui procurer.

L'Institut ne parvient encore jusqu'à présent qu'à fournir le sérum strictement nécessaire aux besoins de Paris, et journellement, on est obligé d'en refuser aux médecins de Province. Nous ne pouvons pas faire l'impossible ; telle est la réponse que nous obtenons. Si jamais vous aviez un enfant atteint de diphtérie, je n'hésite pas à vous dire : partez pour Paris, vous le père ou la mère de cet enfant, et demandez du sérum antitoxique pour cet enfant qui se meurt. Car je dois dire qu'à l'Institut Pasteur on a le cœur très sensible, et je vous affirme que M. Louis Martin, qui repousse si énergiquement la demande des médecins, même appuyés par les autorités les plus hautes, n'a jamais refusé le sérum curateur à un père ou à une mère éplorés qui venaient lui demander de leur donner le moyen de sauver leur enfant.

On promet que pour le mois de janvier prochain on pourra répondre à beaucoup de demandes. Vous comprendrez facilement la cause de ce retard, puisque je vous ai dit qu'il fallait 3 mois pour immuniser un cheval.

Or, à l'Institut Pasteur, ou plutôt à la ferme de Villeneuve-l'Étang, il y a à l'heure actuelle 75 chevaux en traitement et la plupart seront immunisés pour le 1er janvier prochain.

On sait que l'on pourra disposer alors tous les mois de 225 litres de sérum. C'est beaucoup, si nous prenons comme moyenne qu'il faut 50 centimètres cubes pour sauver un enfant ; cela permettra de traiter tous les ans 54,000 enfants. Si nous nous en rapportons à la statistique que je vous ai citée il y a un instant, qui nous dit que chaque année il meurt en France 35,000 enfants de diphtérie, et si nous admettons que la mortalité moyenne est de 50 pour 100, nous pouvons conclure qu'il y a en France tous les ans 70,000 cas de diphtérie, et que pour être suffisante la production de sérum devra encore être doublée.

Il ne faut cependant rien exagérer, et si nous consultons les statistiques officielles, nous voyons qu'il meurt chaque année à Lille, environ 112 personnes de la diphtérie et l'on constate de 200 à 210 cas de diphtérie chaque année à Lille (1). Mettons 250 cas pour être large et nous voyons par suite, qu'il faudra pour la ville de Lille, 12 à 13 litres de sérum chaque année. Ce n'est pas là le tiers du sérum que peut donner un seul cheval, car chacun d'eux

---

(1) D'après la statistique municipale pendant le 1er semestre de 1894, il y a eu à Lille, 104 cas de diphtérie et il est survenu dans ces cas 56 décès.

peut produire en moyenne 3 litres par mois. Ces chiffres sont certainement au-dessous de la réalité, car M. Louis Martin, dans ses conférences faites à l'Institut Pasteur, estime que chaque cheval peut fournir chaque mois la matière de 60 traitements.

Espérons que ce sérum bienfaisant nous viendra bientôt en abondance de Paris ; d'ailleurs, notre municipalité n'est pas restée inactive, et vous avez pu voir dans les journaux d'hier et d'aujourd'hui, que la création d'un Institut à Lille était décidé. M. Roux a bien voulu promettre que la direction en serait confiée à un de ses élèves, et nous espérons bien que le comité d'organisation, se mettant au-dessus de toutes les vaines considérations d'intérêt particulier et des mesquines querelles de partis, saura, pour créer une œuvre vraiment grande et utile, faire appel à tous les dévouements et à toutes les bonnes volontés.

Quoi qu'il arrive ayons confiance ; après un passé si sombre, l'avenir est plein de riantes promesses et, ce que l'on a fait pour la diphtérie, on pourra le faire pour d'autres maladies ; c'était l'opinion unanime des médecins accourus à Paris et M. Roux saura, à son heure, nous apporter d'autres découvertes, aussi utiles pour l'humanité.

Mais pour mener à bien une telle entreprise, il faut des ressources. De ce côté nous n'avons nulle crainte. Pour assurer une telle œuvre à la fois humanitaire et patriotique, la région du Nord ne manquera jamais de ressources, car notre département a toujours été le premier quand il s'est agi de faire une œuvre grande et utile.

Les femmes du Nord seront à la hauteur de leur mission et, s'il le fallait, pour assurer à leurs enfants la quantité de sérum antitoxique nécessaire, elles donneraient tout leur sang. Nous ne demandons pas autant ; il suffira à chacun d'apporter son obole pour assurer le bon fonctionnement du service du vaccin antidiphtéritique, et les mères lilloises sauront bien procurer à ceux qui en auront besoins les ressources nécessaires.

En terminant, permettez-moi de vous présenter M. Pasteur et ses principaux collaborateurs. Voilà bien le maître entouré de ses élèves ; à sa droite, M. le Dr Roux, assis lui-même près de son principal collaborateur, M. Louis Martin. Derrière lui, M. Chaillou, l'interne distingué des hôpitaux, qui a aussi attaché son nom à cette découverte du sérum antidiphtéritique.

Dans sa visite à l'Institut Pasteur, M. Casimir-Périer a nommé MM. Martin et Chaillou officiers d'Académie. Espérons que bientôt ce ruban violet changera de couleur et que la croix de l'honneur, destinée à récompenser les grands dévouements et les découvertes vraiment utiles, viendra briller sur leurs poitrines si dignes de la porter. A la gauche de M. Pasteur, M. Nocard ; près de M. Martin, M. Calmettes, un élève distingué de l'Institut Pasteur, qui s'est surtout occupé de l'étude du venin des serpents. Vous pouvez voir encore MM. les Drs Veillon et Borrel, qui ont aussi coopéré à certaines études entreprises à l'Institut Pasteur

Si vous vous rendez à Paris, allez là bas tout au fond de Vaugirard, rue Dutot, vous verrez un bâtiment assez vaste, mais d'apparence austère. C'est l'Institut Pasteur, élevé par souscription nationale ; c'est la demeure du Maître et c'est le siège de ces laboratoires d'où sont sortis, et d'où sortiront encore, de précieuses découvertes.

Si vous y allez vers trois heures de l'après-midi et si la température est assez clémente, vous verrez l'illustre vieillard appuyé sur le bras de la compagne de sa vie, accompagné de ses petits enfants, monter en voiture pour aller faire sa promenade journalière. Et quand cette voiture croise par hasard à la grille de l'Institut, un de ces hommes célèbres dans le monde scientifique tout entier, un de ceux que tous sont fiers de saluer du nom de Maître, ou encore un de ceux qui seront demain la gloire de la science française, vous les verrez se découvrir et s'incliner jusqu'à terre devant ce vieillard. Ce sont les élèves saluant leur maître. Il est beau de voir ces hommes, ces triomphateurs, s'incliner devant un vieillard infirme. On comprend bien alors que ce vieillard n'est pas un homme ordinaire, mais un génie ; on s'incline, car c'est une des gloires de la France qui passe. Les découvertes capitales faites par Pasteur, ont déjà amené de tels résultats, le sillon qu'il a tracé d'une main robuste et que ses élèves n'auront plus qu'à continuer, donnera encore de si brillantes récoltes, que ce sera l'honneur de notre siècle. Saluons Pasteur, son génie lui a valu, seul peut-être entre tous ses contemporains, d'entrer vivant dans l'immortalité.

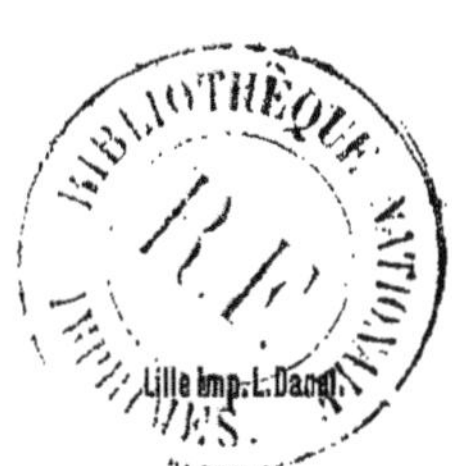